U0383616

南京大学管理学院学术文库/主编　王跃堂

本著作为国家自然科学基金面上项目（72072083）"个体制度突破理论：基于本土实践的理论构建和检验"、国家自然科学基金重点项目（71832006）"变革环境下的组织变革及其管理研究"、教育部人文社会科学一般项目（19YJA630117）、"地位差异对服务创新的双刃剑效应：基于多团队系统的研究"成果。

面向未来的医疗：创新技术与服务

Future-oriented Heathcare:

Innovative Technologies and Service

张文红　傅　瑞　陈斯蕾　著

南京大学出版社

编　委　会

主　　编　王跃堂

副 主 编　刘春林　王全胜

编　　委　贾良定　陈冬华

　　　　　陈　曦　张正堂

总　序

　　《南京大学管理学院学术文库》(简称《文库》)是由南京大学管理学院组织相关学者撰写的一套管理学丛书。南京大学管理学院从2019年开始,计划每年出版若干部高水平管理学著作,向全社会展现南京大学工商管理学科的最新成果,以期对中国的工商管理理论研究以及企业发展做出应有贡献。

　　南京大学管理学院目前设有工商管理系、会计学系、营销与电子商务系、人力资源管理学系4个系,同时设有整合全院研究力量的企业战略研究所、人力资源战略研究所、市场研究与咨询中心等研究机构。企业管理于2002年获评为国家重点二级学科;工商管理于2003年获评为江苏省一级学科重点学科,2011年获评为江苏省优势学科(第三期已立项);会计学二级学科于2003年获评为江苏省唯一的会计学省级重点学科。在第四轮学科评估中,管理学为"A"类学科。近年来,管理学院教师在管理理论、人力资源管理、企业战略与组织、技术创新、市场营销、会计学以及财务管理等领域开展了大量有价值的科学研究,在学术界产生了重要影响。2010年以来,学院教师承担了一百多项国家自然科学基金项目,发表了大批高质量的学术成果,获得了32项省部级以上科研或教学奖励。学院拥有国家精品课程4门、精品教材4部,教育部长江学者特聘教授2人,"万人计划"2人,"优青"2人,"新世纪人才"4人,"百千万人才"2人,"马工程"首席专家1人。

　　由于社会经济活动正在面临巨大的结构变革,进入21世纪的世界经济将会发生质的变化,这对工商管理的理论研究提出了新的挑战。为此,我们非常关注管理理论上的创新,《文库》中也体现了这方面的最新成果。比如，戴万稳老师的著作《危机管理之道》对危机管理的动态复杂性之谜进行探索，并在危机管理理论上形成一定创新。该书系统解析个体和企业已发生和正在发生的危机情境，带领读者以系统思维主动感知和认识自己身边的各种潜在危机信号，反思自己在过去的危机管理过程中的行动，审视自己在当下的危机应对过程中的策略，并针对未来可能出现的各种潜在危机制定和不断完善危机预案。

南京大学管理学院的学科建设不仅注重理论研究，而且更关注如何将研究成果运用于组织实践。《文库》也出版了具有组织实践价值和重要现实意义的研究成果。比如，冯巧根教授的著作《中国管理会计：情境特征与前景展望》对近年来管理会计研究成果进行总结与提炼，通过对管理会计情境特征的研究与探讨，结合中国经济社会转型与科学技术发展的实践，提出对管理会计未来发展的趋势判断及远景展望，为中国特色管理会计理论与方法体系的构建做出了贡献。近年来，互联网、大数据经济的崛起推动我国信息化建设迈向新的台阶，医院信息操作平台(HIS)、办公自动化系统(OA)以及以电子病历为核心建立临床信息系统(包括PACS、LIS、手术麻醉系统等)等的不断开发应用，在一定程度上提高了医院的工作效率和工作质量，并积累了大量有价值的医疗管理数据。吕伟老师的著作《医疗健康组织的绩效管理研究》探讨了如何在互联网技术环境下对医疗健康组织进行绩效管理，并提出基于信息系统按照事前预测、事中控制、事后管理，提供便捷完善的数据服务。

如果说，管理理论与实践的创新是工商管理学科发展的驱动力，那么不能忽视的另一种驱动力则是一些相近学科的发展，特别是经济学、心理学、社会学、数学等学科发展的最新成果都在管理学研究中得到了运用。南京大学管理学院将在未来几年里逐步推出一些具有学科交叉特色的研究成果，为工商管理学科的发展再添助力。

序 言

张文红（南京大学管理学院教授、博士生导师）

2002 年诺贝尔经济学获得者，心理学家丹尼尔·卡纳曼（Daniel Kahneman）提出"峰终定律"（Peak-End Rule），该理论回答了什么样的技术或者商业模式创新对顾客是真正有价值的。一句话总结就是：人们在评价某一个服务经历的好坏时，不会去回想整段体验，并把它们求和，而是通过三个特定时刻的真实心理感受来决定：特别开心、特别困难还有就是经历结束的时刻。

而我对未来医疗的期望，可以从我父亲的故事说起。

2016 年 3 月 20 日，我父亲在南大校园里走动的时候，忽然感觉到剧烈的头昏头疼，所幸遇到几个学生很快将他送往学校附近的医院，自此我们家开始了在医院就医的"长征"。我们先是在急诊室里等了两个多小时，在此期间父亲特别痛苦，而我也是那个时候才知道原来急诊也需要排队。等了两个小时之后，终于轮到我们，医生在为我父亲做了一些检查之后，说："赶紧去照 CT！"心里一紧的我们匆匆推着父亲去做 CT 检查，结果显示蛛网膜下出血，最终确诊为脑出血，从那天开始，我父亲在 ICU 开始了长达 40 多天的住院治疗。不知各位读者是否有过亲人或者朋友住 ICU 的经历，那简直是你人生中的一次巨大的考验，直到今天，每每回想起当时的情景，我的内心仍受到很大的冲击。

父亲住进 ICU，按理说有先进的医疗设备和专业医护人员的治疗和照料，这时的我应该松口气。可实际上我却是每天心都揪着。因为按照规定 ICU 里除了病人不允许任何家属入内，所以我们每天只有 15 分钟跟父亲通话的时间。但我深深地知道，面对如此巨大的转变，父亲他的心里是不安的，甚至是惶恐的。此刻他最期盼的，就是女儿能够拉着他的手；此刻他最需要的，就是他可以随时看到我、我也能够看到他。所以，见我在门外苦苦等候多天，一位清早值班的护士心中不忍，便用自己的手机拍了一张我父亲的照片发给我。看到照片，我泪流满面，因为，无论多么困顿，一听是拍给女儿看的照片，不想让我担心，父亲立刻展现出最好的那一面。

父亲在 ICU 住院期间，我经历了很多人生的第一次，许多很简单的事情在那时显得尤为困难。比如，从 ICU 推病床上的父亲去做 CT 检查，要由家属自己推去。穿过小小的走廊、经过许多诊室、再转几部电梯、终于排上队的那一刻，我就在想，有没有一种技术，能够在病床边就把这件事情完成。后来我父亲出院回到家，还需要定期去医院做康复治疗和检查，每次去医院面对的仍然是各种嘈杂繁忙。我想，有过相似经历的人，都会有这样一种感觉：那个时候你没有任何社会属性，你不是大学里的教授，你不是教书育人的老师，你只是一个病人的家属，整天疲于奔命，现实不断地告知你，原来在医疗领域，你真的是茫然无知。

我的手机里至今仍然保存着那张父亲在 ICU 里的照片。因为我真的希望，在智慧医疗到来的时代，当我们的父亲、我们的亲人最需要我们的时候，他们能够牵着我们的手，能看着我们；当我们最需要医生的时候，也能够时刻被关怀，时刻看见医生。甚至大胆地设想，是否我们在熟悉的家里就能够接受治疗。回到开头所讲的峰终定律，实际上无论医疗健康领域的技术和服务如何发展、创新，最后无外乎一个小小的伟大目标：让我们的生活变得更加美好。这个愿望看起来很小，实现起来却很复杂，它需要多方通力合作，打破旧有的模式和观点，用全新的专业视角和流程方式去创新，它需要各个领域的支持——政府政策、医院管理、医疗职业、大数据、人工智能以及医疗器械和医药等各种组织和企业，需要打破壁垒，打破旧认知，探索新模式。

未来已来，在医疗健康领域，我们正在创造一个全新的商业生态系统，让你我一起合作，为我们的美好生活创造出更高的价值。

目　录

第一章 现代医疗的困惑

医疗是人类最基本的需求,医疗技术与服务创新是最为活跃的创新领域之一。然而技术与服务的各种创新发展,却并没有像其他行业的发展一样,为人们带来医疗服务体验的突破式的改善。"看病难""看病贵""体验差"还是人们在医疗经历中感受到的普遍"痛点",也是当前医疗领域的矛盾焦点。解决这些问题,我们需要拨开重重迷雾,探究其根本原因,建立起分析问题和解决问题的理论框架,用系统的方法分析问题、理清现状、预测未来。

1.1 矛盾之一:看病难

现在人们生病了往往会选择去三甲医院就医,因而三甲医院出现人员大量拥挤、"看病难"的现象。主要体现在挂号难、排队难、住院难、诊疗效果不满意等。对于偏远地区的人们来说,千里迢迢来到大城市看病,非常的不容易;对于城市居民来说,就医也仍然是难以满意。

从需求方来说,"看病难"是因患者及家属越来越高的医疗需求所触发的,无论疾病的轻重缓急,他们第一选择都是尽可能去三级医院,而不太信任基层医院的判断与诊疗。在北京、上海、广州和许多大城市的三甲医院,这种"虹吸现象"更为严重,进一步加剧了"看病难"的问题。

这其中最主要的原因还是在于供给侧——医疗资源分配不均衡:不仅医疗机构数量上不均衡,而且医疗能力也不均衡。中西部地区资源较少、公立医院尤其三甲医院承担了大部分的诊疗和住院业务。我国基层医疗机构的数量在整体医疗卫生机构体系中处于绝对优势地位:占比约为95%,对于我国医疗卫生事业的发展起着重要的作用,但是其服务能力却与这么大的规模不匹配,诊疗人次占比仅为 55%。我国各级医疗资源与其所提供的诊断倒置,7.7%的三甲医院提供了 49.8%的诊疗人次[1](见图 1-1)

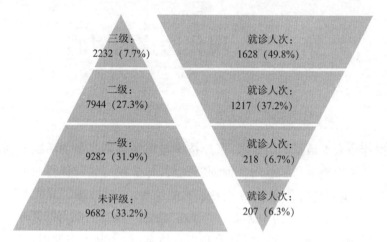

三级:
2232 (7.7%)

就诊人次:
1628 (49.8%)

二级:
7944 (27.3%)

就诊人次:
1217 (37.2%)

一级:
9282 (31.9%)

就诊人次:
218 (6.7%)

未评级:
9682 (33.2%)

就诊人次:
207 (6.3%)

图 1-1　各级医院的数量及就诊人次

资料来源:2019 年中国卫生健康统计年鉴

　　基层医疗能力不足,一方面是硬件设备原因,我国基层医疗卫生机构配置的设备集中在 50 万元以下,100 万元以上的设备极少[1],仅能满足基础疾病的诊疗,需要引入更多更好的医疗设备。随着政府大力支持基层医疗发展,基层医疗机构数量有所增加,规模扩大,加大了床位数投放。但是随着政策效应递减,基层医疗机构数量增长放缓,床位数量增速也随之下降,并且与三级医院的差距逐步增大。然而基层医疗卫生机构全部配置高级先进的医疗设备显然是不可行的。

　　之所以会出现这样的情况,主要是因为在当今的基层医疗机构中,人员配置不均,经验丰富的医生较少,更不用说各学科领域的医疗专家。给基层医疗机构全面配置各专科的医疗专家,显然不具备可行性。因此需要充分发挥好全科医生"健康指挥家"的重要作用,而不能仅仅充当"健康守门人"角色。然而社会对全科医生的认可度却一直不高,全科医生本身职业信心不足、职业满意度不高。第四届全科医生培训峰会论坛上公布的数据显示,截至 2018 年年底,全国经培训合格的全科医生达 30.9 万人,平均每万人拥有的全科医生仅为 2.2 人[2]。因此,如何从医疗设备和医生资源两个方面来快速提升基层医疗机构的医疗服务能力,是解决"看病难"问题的关键。

1.2 矛盾之二：看病贵

"看病贵"不仅是患者和家庭的难题,同时也是我国医保部门面临的难题。对于患者和家庭来说,无论在城市还是农村,都有一部分群体,因为收入较低,承担不了高昂的医药费用,所以他们不愿及时就医,该住院时也不住院,即便住院了,尚未痊愈就要求回家。

对于国家医保部门来说,我国医保支出逐年增长(见图 1-2)。随着医保广覆盖和新医改的推进,医保基金整体有结余,但支出增长率大于收入增长率(见图 1-3),导致结余率大幅下滑,支付压力骤增。控制国家卫生支出,是全球很多国家都面临的难题。如图 1-4 示,全球卫生支出占 GDP 比重超过 10% 的国家就有 23 个。控制医保费用是不可逆转的要求与趋势。

从需求侧来说,尽管国家医保已经做到了广覆盖,但是民众还是感觉看病贵。随着医疗技术、药品、器械等的快速创新发展,越来越多的疾病可以得到更好的治疗,在"生命健康"与"金钱"之间,大部分人都会不惜任何代价选择生命健康,这也就直接导致了支出费用过高;同时我国的商业医疗保险

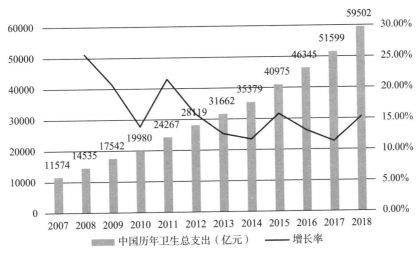

图 1-2 中国历年卫生支出和卫生支出占 GDP 的比重

数据来源:2019 年中国卫生健康统计年鉴

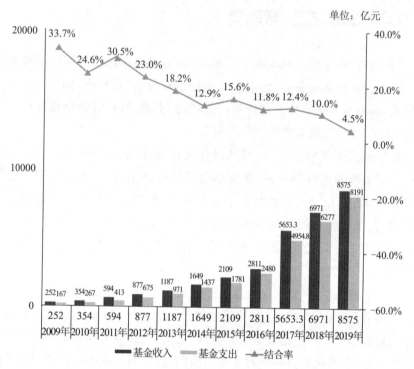

图 1-3　中国医保收入及支出增长率

数据来源：国家医疗保障局

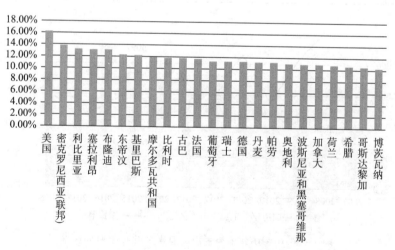

图 1-4　全球卫生支出占 GDP 的比重超过 10% 的国家

数据来源：世界银行 WDI 数据库，Wind 数据库

还不发达,许多大病保险也跟不上人们的需求,因此个人实际支付比例较高。

从供给侧来说,"看病贵"是由整个医疗生态系统的问题所引致的。对于医药和医疗器械供应方,过高的基础研发费用、市场推广费用等,导致单个创新药品或器械成本过高,因此不得不以高价格来弥补成本;对于医院来说,管理运营模式混乱、内部流程不清晰等问题,导致运营成本过高。实际上医院工作人员常常抱怨医疗服务的价格过低甚至是背离价值的,包括诊疗费、护理费以及手术费,等等,绝大多数的医院医疗收费项目的标准都是偏低的。因此,采用全新的方式来进行医药和医疗器械的创新与市场推广,重新梳理医院的管理运营模式、降低运营成本等,势在必行。

1.3 矛盾之三:体验差

"挂号 1 个月,排队 3 小时,看病 5 分钟",这是很多大城市三甲医院的基本现状写照(图 1-5)。为了获得某个三甲医院的专家号,至少提前 1 个月就关注各种挂号 App,时刻准备着抢号;挂上号之后,好不容易等到当天,早早去排队取号;坐等几小时后,终于见到了心心念念的专家,交谈 5 分钟后,开了一堆检验化验单,请去先检查;然后再重复上述过程才能得到诊断结果

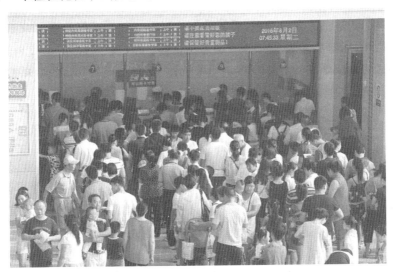

图 1-5 某儿科医院挂号处

图片来源:新华网 http://www.news.cn

以及治疗方案……仅仅是排队这一个动作，往往就要经历以下几次：挂号排队、候诊排队、检查排队、取药排队、住院排队，等等。如果诊疗效果好，患者及其家庭可能还没什么怨言；一旦出现问题，那么出现医患矛盾在所难免。即使医生医术再高明、服务态度再好，也会淹没在众多方面极差的看病体验中。

从需求方来说，体验感是从对比中产生的。随着各领域的技术和服务的快速创新发展，人们在获得其他产品和服务时，感受到便捷、舒适、快速等优质体验，例如网上购物、外卖等。因此，患者在获得医疗服务时，同样也想得到类似的良好体验。这进一步加剧了患者对于医疗服务"体验差"的感知。

从供给侧来说，"体验差"同样是由整个医疗生态系统各个环节的问题引致的。对于医疗机构来说，复杂的内部流程、混乱的动线设计、不以患者为核心的内部管理制度等，都会直接导致患者体验差。对于医护人员来说，在人满为患的状态下，很难考虑到患者的体验。对于医院的供应方，如信息系统公司，距离患者更远，受限于专业背景，很难跨界理解医疗领域的需求，因此在设计信息系统解决方案时，更难以考虑到患者的感受。

1.4 "医疗、医药、医保"政策联动，推动矛盾解决

基于上述三大矛盾难题，我国政府从医疗、医药、医保的三大方面不断推出政策，以解决矛盾，提升医疗服务满意度。《健康中国"2030"规划纲要》提出建设健康中国的战略主题是"共建共享、全民健康"，从供给侧和需求侧两端发力，以显著改善健康公平。[3]（相关政策列表请见附件1）。

1.4.1 医疗政策：医疗资源重新配置，用创新提升医疗水平

医疗改革的核心理念是理顺医疗资源和医疗需求平衡关系，解决看病难、看病贵问题（如图1-6）。从医疗需求端看，分级诊疗已上升为国策，中央颁布政策，地方迅速跟进，意图将病人留在基层。从顶层设计到各省实施过程中，都在逐步扩大分级诊疗试点工作，将慢性病诊疗逐渐下沉至基层医疗机构，对于慢性病药物而言，市场也将随之改变。分级诊疗政策将带动基层医疗市场，促进基层医疗市场的扩大。引导医院做好临床路径管理和信息化建设，有助于提高诊断效率，控制医疗费用。

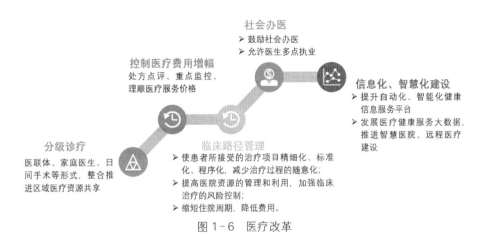

图 1-6 医疗改革

从医疗资源端看,通过放开医生多点执业来解放医生资源,成为医疗供给侧改革的重要抓手。以政策推动医生多点执业的不断加强,凸显国家推动医疗供给侧改革的决心。此外,促进社会办医、引导发展各种专业化的医疗服务中心,以弥补公立医疗服务的不足,以及通过专业化分工来提升效率、降低成本。《健康中国“2030”规划纲要》指出:“鼓励医师利用业余时间、退休医师到基层医疗卫生机构执业或开设工作室。”同时鼓励发展第三方医疗服务评价、健康管理服务评价,利用社会力量提供食品药品检测服务。

更为重要的是通过各领域的技术创新,如互联网、人工智能、5G 技术等,来赋能医疗。技术发展能够使得医疗资源成倍增长,如辅助影像技术能够大大提升影像科的效率;还能促进医疗服务均等化,如远程医疗、远程手术使得偏远地区与三甲医院的医疗资源可以无缝对接。

1.4.2 医药政策:鼓励产品创新,降低医药成本

医药行业整体高增长时代已经过去,结构调整和产业升级是发展的两大主旋律。如图 1-7,在上市准入和生产端:一方面,通过新版 GMP 认证和仿制药一致性评价,去除落后产能,淘汰一大批落后企业;另一方面,鼓励创新,用创新药品提高供给质量,同时设计药品上市许可人制度,激发国内创新药的研发潜力。在流通端:实施两票制,减少中间环节,杜绝层层加价,规范流通秩序,挤掉流通的“水分”。在需求端:通过降低药占比、招标二次议价、限制辅助用药等一系列改革措施,挤掉药品使用中不合理的“水分”。

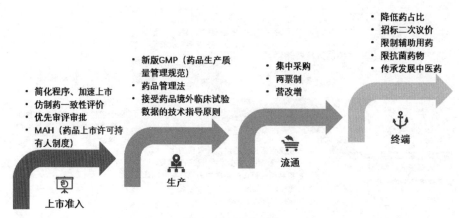

图 1-7 医药改革

2019 年 8 月份我国通过了新版《药品管理法》,明确规定国家鼓励研究和创制新药,并且为加快新药上市优化了审评审批的流程,以提高效率。与此同时,实行药品上市许可持有人制度,由上市许可持有人对药品的研制、生产、经营、使用全过程负责,以有效激发市场活力,鼓励创新。

1.4.3 医保政策:控制医保费用

随着医保实现广覆盖和新医改的推进,医保基金整体有结余,但支出增长率大于收入增长率,导致结余率大幅下滑,支付压力骤增。因此,控制医保费用是不可逆转的趋势。根据相关政策要求,改进医保支付结算方式,使支付更加合理、便捷,这对信息化、大数据提出了更高的要求(如图 1-8)。

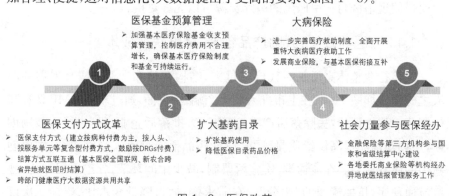

图 1-8 医保改革

《健康中国"2030"规划纲要》指出"全面推进医保支付方式改革,积极推进按病种付费、按人头付费""健全以基本医疗保障为主体、其他多种形式补充保险和商业健康保险为补充的多层次医疗保障体系"。通过改革医保支付方式、鼓励商业保险等方式,控制医保费用的过快增长;降低患者自身的医疗费用和大病风险。

总之,"看病难、看病贵、体验差"等医疗问题是全球各国所共同面临的难题,如何通过政策指引、供给侧改革和需求侧改革的"三方联动"来解决难题,以实现人民群众美好生活的愿望,是当前所有面向未来的技术创新和服务创新的根本目的。那么当前,我国医疗领域的供给侧和需求侧正在发生哪些变化? 未来趋势如何?

参考文献

[1] 动脉网、蛋壳研究院.2019 年基层医疗创新实践报告[R].

[2] 国家卫生健康委员会.2019 中国卫生健康统计年鉴[M].协和医院出版社,2019

[3] 中共中央、国务院.健康中国"2030"规划纲要[S].2016

第二章 医疗供给侧与需求侧现状 与发展趋势分析

我国医疗的供给侧和需求侧都在进行创新,然而二者的创新路径却是不同的,这是当前困境的来源,同时也是面向未来的医疗技术和服务创新的突破口。

2.1 我国医疗供给侧现状与发展趋势

2.1.1 医疗供给从直觉医疗向精准医疗的发展

在供给侧,人工智能、3D 打印、5G 技术、靶向治疗等正逐步被应用在医疗服务中,以优化质量、控制成本、提升效率。技术的发展使得医疗的性质发生了改变,从直觉医疗向精准医疗发展。直觉医疗是指对于治病原因以及治疗机理不清楚,凭借直觉实验和模块化的认知来解决医学问题;精准医疗是根据积累的大量临床数据来分析疾病背后的规律和原因,在此基础上进行治疗,除此之外还可针对个人身体数据、行为习惯进行个性化预测、预防。而在二者中间,还有一块被称为经验医疗,它与直觉医疗相比,积累了一定的临床数据,掌握了一定的医学规律,不再纯粹依赖个人的判断(见图 2-1)[1]。

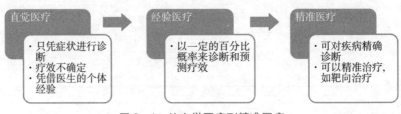

图 2-1 从直觉医疗到精准医疗

医疗与科技之间的界线日渐模糊。很多医疗领域的企业不断采用创新的科技,而许多科技企业为了在不断发展的健康领域占据一席之地也向医疗行业进军。例如诺华这样的医疗健康领域的企业,在内部培养在科技企业中常见的数据科学能力。而科技企业则积极获取传统上属于医疗领域企业的各项能力,如制造医疗设备。[2]例如:

——Apple Watch Series 4 具备两大新功能——心脏监测功能(包括心电图和不规律心律通知)以及摔倒监测并在需要时寻求紧急帮助的功能,已被美国食品及药物管理局 (FDA)列为 2 级医疗器械(如图 2-2)。

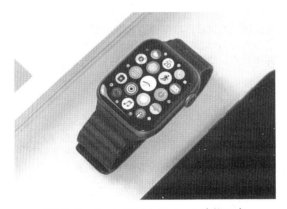

图 2-2　Apple Watch Series 4 功能示意

——Verily Life Sciences(前身为 Google Life Sciences)启动了 Project Baseline 项目,这是一项观察性研究,旨在长期追踪 10000 名参与者的健康状况。该项目旨在于收集全面的健康数据,从而制定明确的参照基准,并将其作为疾病预防指南。

——制药行业与科技行业也在不断融合。2018 年,亚马逊和默克公司联合举办了 Alexa 糖尿病挑战赛,参与者通过创建语音指令技术,帮助糖尿病患者更有效地控制疾病。

2.1.2　我国医疗供给多元化增强

除了传统的公立医院、民营医院、诊所、药房等医疗供给方外,2018 年国家卫健委规范了安宁疗护中心、护理中心、健康体检中心等 10 类第三方医疗机构的基本标准和管理规范(见表 2-1)。[3]

表 2-1　第三方医疗机构的定义与数量

第三方医疗机构	定义	数量（到 2019 年 9 月）
医学影像诊断中心	指独立设置的应用 X 射线、CT 等现代成像技术对人体进行检查，出具影像诊断报告的医疗机构	393
病理诊断中心	指通过显微镜进行病理形态学观察，运用免疫组化、分子生物学等技术，结合病人的临床资料，对人体器官、体液及分泌物等标本做出病理诊断报告的独立设置法人单位	77
血液透析中心	指独立设置的对慢性肾功能衰竭患者进行血液透析治疗的医疗机构	316
医学检验实验室	指以提供人类疾病诊断、治疗或健康评估的相关信息为目的，对来自人体的标本进行临床检验，并出具检验结果，具有独立法人资质的医疗机构	1144
安宁疗护中心	指为疾病终末期患者在临终前通过控制痛苦和不适症状，以提高生命质量，帮助患者舒适、有尊严离世的医疗机构	24
康复医疗中心	指独立设置的为慢性病、老年病患者提供医学康复服务，或为身体功能（包括精神功能）障碍人员提供康复医疗和残疾预防等康复服务，协助患者尽早恢复自理能力、回归家庭和社会的医疗机构	995
护理中心	指为失能、失智或长期卧床人员提供以日常护理照顾为主，辅以简单医疗措施，以提高患者生存质量为目的的独立医疗机构	1406
消毒供应中心	指主要承担医疗机构可重复使用的诊疗器械物品清洗、消毒以及无菌物品供应，并开展处理过程的质量控制，出具监测检测结果，保证质量的独立医疗机构	21
健康体检中心	指单独设置的检查人体健康状况、拥有完整的设备和人力的场所	2109
中小型眼科医院	指承担眼科相关疾病的诊断、治疗和康复的独立医疗机构	4422

数据来源：国家卫健委，企查查

上述第三方服务机构可以按照目标顾客的不同分为两类：一类是 to B 端的医技类第三方医疗服务机构，包括医学影像诊断中心、病理诊断中心、血液透析中心、消毒供应中心、医学检验实验室，这类机构以降低医疗系统成本作为出发点，主要承接医院和诊所的部分检验和诊断外包业务。尤其对基层医疗机构和个体诊所来说,自己设置病理、影像部门无疑成本太高,通过与第三方医疗机构的合作,将检查检验资源在区域内共享,将降低医院的运营成本。

　　To C端的临床类第三方医疗服务机构,包括安宁疗护中心、康复医疗中心、护理中心、健康体检中心和中小型眼科医院。因此,临床类第三方医疗服务机构实质上与私立医疗机构的逻辑一致——将原本在公立医院解决的疾病交由民营医院进行处理。通过专业化的分工,在增加医疗资源的同时降低成本,一举两得。(见图2-3)

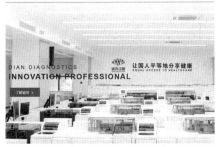

病理诊断中心——迪安诊断

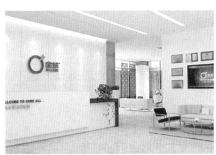

医学影像诊断中心——全域医学

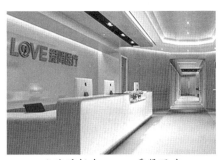

血液透析中心——爱肾医疗

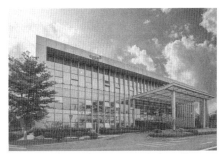

医学检验实验室——全域医学

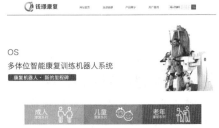

康复医疗中心——钱璟康复

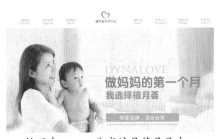

护理中心——北京禧月荟月子中心

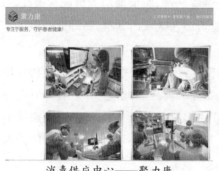
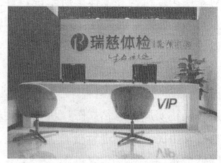

消毒供应中心——聚力康   健康体检中心——瑞慈体检

图2-3 第三方医疗机构的代表性企业

案例：国内领先的第三方医学影像机构：一脉阳光影像医院集团

一脉阳光影像医院集团，由多名中国医学影像行业精英于2014年投资创建，专业从事医学影像中心投资运营、医学影像云平台技术开发、医学影像人才培养，三大核心业务包括独立医学影像中心、医学影像云服务、医学影像学院。

一脉阳光专注影像服务全产业链的解决方案，不仅服务于一脉阳光，同时服务于其他影像中心以及医院影像科，做医学影像全产业链服务的提供者和孵化器。它以临床医生/医院为首要服务对象，以集团化、连锁化为主要发展模式，配合国家区域医疗规划和分级诊疗制度，在市、县、乡配置相应的设备和医技人才，以精准诊断推动精准医疗的发展。

优势：

创始团队。创始人和运营团队是资深医学影像设备服务商、医学影像技术研发专家等中国医学影像行业的精英，同时保证了设备供应与服务。

资金资源。获得融资租赁公司支撑，信用评价优良。

团队资源。团队成员拥有近20年的医疗行业经验，此前曾为GE影像设备国内最大的代理商，成为西门子、飞利浦、联影等大型医疗设备品牌的紧密合作伙伴，在医学影像行业积累了丰富的经验和广泛的人脉，为一脉阳光建设影像中心、设备采购、服务运营、医疗管理方面提供全方位的资源支持。

政策支持。分级诊疗作为现阶段医改的战略性大方向，其落地必须大力发展第三方服务业。一脉阳光是政策的积极推动和参与者。

医生专家。一脉阳光平台已接入全国各地 200 余位影像权威专家。

复制速度快。从 2015 年开始截至 2019 年 7 月,影像中心已签约 70 余家医院,云平台服务接入医院 623 家。

创新:

实施双盲实时数字质控——结果质控:每个人每天的诊断报告有 1% 被质控,每个有质控资格的医生其每天 2% 的工作量是质控别人的报告。

独有的二级质控——过程质控:每个影像中实行诊断报告双签制,保障诊断质量

展望:

目前,一脉阳光处于深耕细作抓运营阶段,努力形成一套完善的评估体系、绩效体系、培训体系和二级质控体系。未来的一脉阳光将致力于数据服务的挖掘,对影像数据进行积累、清洗、分析、整理,实现 AI 人工智能研发合作和科研转化反哺医疗服务,具有较好的发展前景。

2.1.3 健康医疗大数据成为改善医疗供给的关键[4]

大数据技术的应用,将在体系搭建、机构运作、临床研发、诊断治疗、生活方式五个方面带来变革性的改善(见图 2-4)。而这五大方面的改善,将使医疗供给能够真正地满足医疗需求。

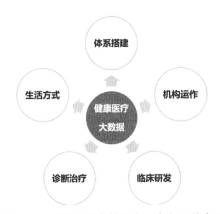

图 2-4　健康医疗大数据在五大方面的应用

对于整个医疗体系,通过远程医疗等技术连接上下级医院机构,实现医疗资源共享,最终提升医药供给效率和能力;还可以基于大数据制定更优的

付费机制，舍弃按服务收费的方式，而采用基于价值的付费机制。

对于医疗服务提供机构，通过商业智能优化供应链及患者管理，实现提高传统医疗机构管理效率的目的，同时，通过加强员工培训，改善薪酬体系，可以调动员工积极性，提高工作效率。

对于临床研发，通过基于大数据的技术可以利用更多维度的数据，提升新药研发效率。

对于诊断治疗，综合运用人工智能和传感器技术可以增强现有疗法，造福患者和医疗保险支付方。不断积累的患者数据有助于打造个性化解决方案。与此同时，医疗服务提供机构也能借此优化治疗方案，切实改善疗效，降低成本。

对于生活方式的管理，通过可穿戴设备、远程医疗等技术间的相互配合，可以为用户提供健康管理、疾病预测等服务，在疾病发生前提供干预方案，从而降低医疗费用支出。

案例：基于大数据的糖尿病病人的生活方式管理

目前全球糖尿病患者超过 4 亿人，而且预计患者人数仍将持续增加。糖尿病患者需要通过改变生活方式、口服药物或注射胰岛素来控制血糖水平。然而，每天的最佳胰岛素剂量可能会持续变化，剂量使用不当会对患者生活质量造成严重影响。人工智能支持功能（也就是通过机器来模拟自然智能）以及数字传感器可以测量、监控、预测日常血糖水平，并且采取应对措施。另外还可以执行个性化分析，发现患者血糖超出上下限时，实时决定是否以及何时需要调整胰岛素剂量。通过基于人工智能的软件和个性化算法指导胰岛素的注射剂量，患者不仅可以更轻松地控制血糖，还能持续个性化调整剂量，长期成功保持最佳血糖水平，降低并发症风险。

2.2 我国医疗需求侧现状与发展趋势

2.2.1 科技发展不断提升顾客对医疗的期望

越来越多的患者希望能够在日常生活中获得更加高效、便捷、舒适的医疗服务。（见图 2 - 5）

5.0 超棒 111人已评
★ ★ ★ ★ ★

准时接送 **5.0**　　司机服务 **5.0**
车辆状况 **5.0**　　客服服务 **5.0**

全部 111　　有图 55　　金牌点评 13　　近半年 39

安排合理 9　　司机热情 8　　服务周到 5　　价格实惠 3

开**心　LV.4

司机大哥很早就来接待我们出发开始行程。首先体验的
是石窟文化。一蹲蹲惟妙惟肖的佛像洗涤着人的灵魂。
第二站到了悬空寺。看着那屹立在悬崖上的建筑，真是
鬼斧之作。第三站到了恒山。恒山可以直接上到山腰攀
爬上去，也可以坐缆车，我选择了行走！一路走一路停，
欣赏独特的风景。

图2-5　马蜂窝旅游 App 拼车一日游服务评价

"我相信，在当今这个时代，每位患者都需要根据其所患疾病和独特的
医学特征获取适合的药物和治疗方法。因此，我们必须致力于带来医疗进
步。"——英国研究组组长。

根据 IBM 公司的调研结果，73%的消费者认为新技术缩短了医疗响应
时间，62%的消费者认为新技术帮助医生了解患者个性化的需求，84%的消
费者认为新技术可以有效改善客户体验。（见图 2-6）

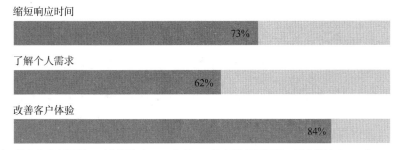

来源：数字化革新调研—医疗保健（n=107）及IBM最高管理层调研—医疗保健（n=93）

图2-6　新技术让消费者期待并获得前所未有的产品和服务

让我们回到 1450 年，当时仅不足 8% 的欧洲人能够阅读，阅读是精英人士的特权。约翰尼斯·古登堡发明了印刷机，这也促进了民众思想的解放，使得阅读不再只属于大祭司之类的领袖。当普通民众可获取书籍和各种印刷材料时，整个世界呈现出前所未有的民主化，知识得到了前所未有的广泛传播。活字印刷推动了人类历史上前所未有的文化进步，普通民众有机会成为自己命运的掌控者。如今的医学正发展到与印刷机发明前相类似的边界点，不同的只是智能手机替代了印刷机。当前拥有并能理解医疗信息的人数不足 10%，但是随着科技的发展，如同在其他领域一样，人们对医疗领域同样提出更高的要求，例如更多的自我决策权、更高的信息对等和信息透明度等。

案例：人们对于质子/重离子治疗的需求

随着现代医学的不断进步，在全球的共同努力下治疗癌症——威胁人类生命安全健康的头号杀手——的技术也不断出现新的突破，质子/重离子治疗正是其中之一。癌症本来是人们讳莫如深的名词，但随着技术的进步，尤其是类似质子/重离子这种肿瘤治疗新技术的不断出现，人们不再恐惧癌症，而是能够正确面对癌症，予以积极主动的预防和治疗。过去，大部分癌症治疗思路是对肿瘤赶尽杀绝，希望永绝后患。但是癌细胞是不可能杀尽的，患者只得遭遇一轮又一轮的治疗，身心俱疲。从近几年的研究进展来看，大家已经慢慢转变观念，认为带癌生存和改善生活质量才最符合实际，并希望"将癌症变为慢性病"。

质子/重离子治疗是目前世界上最先进的癌症治疗技术之一，与传统放疗相比较，质子治疗效果更为显著，总治疗有效率达 95%，且副作用小，在治疗过程中降低了对正常细胞的损伤，患者生存质量大幅度提高。

2.2.2 人们对美好生活的向往，促进医疗需求发生本质变化

过去的很长一段时间里，中国医疗服务整体还是以"医疗服务"为主，核心是治病，也就是"解决问题"。而随着经济的发展以及民众健康观念的转变，中国医疗服务产业正在从目标为"治病"向目标为"健康管理"转型。而未来，将进一步从"获得医疗服务"，转型为"追求医疗体验"。

面向未来,医疗服务从产品经济发展为服务经济,未来将再发展到体验经济。(见图 2-7)

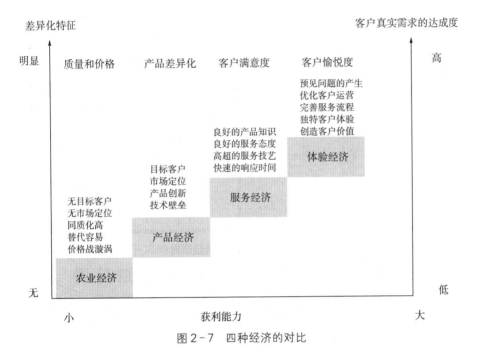

图 2-7　四种经济的对比

体验经济是服务经济的延伸,是农业经济、工业经济和服务经济之后的第四类经济类型,强调顾客的感受,重视顾客的心理体验。该演进过程,就像图 2-8 中展示的母亲为小孩过生日,准备生日蛋糕的进化过程。

不同经济类型的组织,所提供给顾客的价值、"产品"的差异性、顾客的真实需求达成度以及组织的最终获利都是不同的。在农业经济下,组织提供给顾客的价值是质量和价格,产品同质化严重、替代性高,容易陷入价格战,没有市场定位与目标顾客之分,只能满足顾客的统一普遍需求,且普遍获利较低;在产品经济下,组织为顾客提供的是差异化的产品,通过技术创新建立技术壁垒,产品开始出现差异化,可以进行不同的市场定位与顾客细分,能够"粗颗粒度"地满足不同顾客的不同需求,利润率有所提升;在服务经济时代,组织为顾客提供的价值是"让顾客满意",通过差异化的产品、快速的服务响应、高超的服务技艺,提供令顾客满意的服务;在体验经济时代,组织提供给顾客的价值不仅仅是令顾客满意,而是要进一步让顾客愉悦,能

够提前预见问题,优化运营流程,完善服务流程,精心设计服务内容,创造出令人难忘的用户体验。(见图2-9)

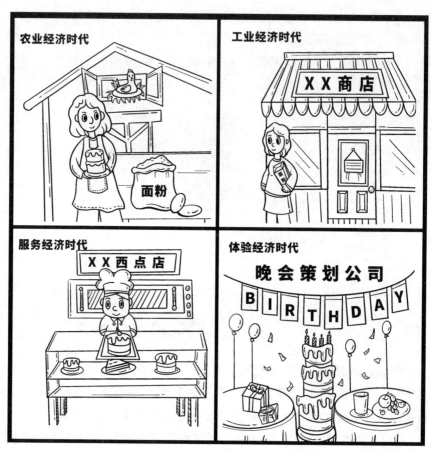

图2-8 不同经济时代下的"生日服务"

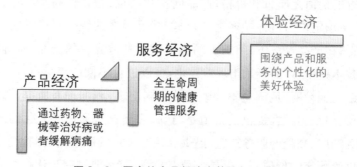

图2-9 医疗从产品经济向体验经济发展

案例：全美第一的医院是如何转向以患者体验为主的[5]

位于美国俄亥俄州的克利夫兰医学中心（Cleveland Clinic Foundation，CCF）是全世界顶级的综合医疗机构之一（见图2-10），它的心脏外科连续23年排名全美第一，被称为世界最强心脏中心也不为过。但是，让克利夫兰医学中心更加享有盛誉的却是其将患者体验放在首位的经营之道。

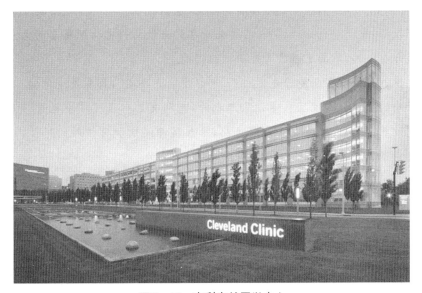

图2-10　克利夫兰医学中心

2006年，时任克利夫兰医学中心院长的Toby Cosgrove，在哈佛商学院分享克利夫兰的成功经验。演讲很精彩，但在结束后的提问环节，这位一向雄辩的、美国医疗界的明星式领导者却被一位女孩的提问问住了。这个女孩告诉他："Cosgrove医生，我爸爸需要进行二尖瓣手术，我们知道克利夫兰在这方面有很好的治疗结果，但我们还是决定不去克利夫兰，因为听说你们那里没有'共情'（empathy）心；我们去了另一家医院，尽管它的排名没有你们高。所以，Cosgrove医生，你们克利夫兰医院教'共情'吗？"

在这次小插曲后，Cosgrove医生开始反思"患者因为我们优秀水平而来，但他们并不喜欢我们"。他在《克利夫兰杂志》上的一篇文章中写道："在克利夫兰医院，我们总是用治疗结果来衡量质量，但我开始理解，还有很多其他因素影响质量。患者在医院里的整个体验，从他打电话预约，到他怀着一丝恐惧到达医院，再到他们开车离开……患者的体验贯穿了诊疗的全过程，从室内环境到情绪……这里需要沟通交流、需要对治疗方式的表达、需要在病人需要时给予关怀……我们的任务，是要记住，'共情'应该时刻在我们所有医务工作者的心中。"

随后，克利夫兰将"患者体验"作为首要战略，提出"患者至上"的核心宗旨，并采取了一系列提升患者体验的措施，包括打破传统的专科管理模式的创新改革，重新整合临床服务，将传统的各种分散的科室按照患者的需求重新整合在一起，形成了以患者为中心的模式。

克利夫兰还在全美首先设立了"患者体验办公室"，负责患者体验、患者照护中的生理和心理反应等。除此之外，克利夫兰对医院环境也进行了一系列改善，比如让医院更换家具风格，给住院房间增加可扩展的床位，以保证患者家庭成员能入住。

通过这些举措，克利夫兰的患者满意度大幅提升，很多患者在出院后还专门来信表达感谢。而从经济学角度来看，给患者提供一个好的体验，也会相应降低财务风险，就此克里夫兰医学中心的地区家庭健康中心运营副总裁约书亚·米勒(Joshua Miller)在采访中说道："作为管理人员，我们会坐下来和医生谈，我们真的很在乎这件事情。我们要详细分析患者是如何将医生提供的医疗服务和那些感受表现在分数上的。从现在起我们要关注重视它，否则我们将面临的是医疗诉讼或其他负面财务影响。"

2.2.3　老龄化时代的到来，促进了医疗服务需求类型的变化

我国人口老龄化成为不可逆转的大趋势。预计到 2030 年，中国大于 60 岁的老人占总人口比例将超过 15%；而到 2050 年，中国大于 60 岁的老人占总人口比例将接近 25%。从以上数据不难看出，老龄化正在成为我国的一个巨大社会难题。更为严重的是，目前我国老人中约 70% 长期带病生存，严重影响了生命质量；独居和空巢的老人超过 1 亿人，失能和半失能老人的养老及医疗问题凸显；用于老年人的社会保障支出持续增长，个人、家庭和社会负担沉重。目前老龄医疗存在以下难题："五化"：高龄化、慢病化、高危化、失

能化、空巢化;"四多":多症状、多器官、多种病、多种药;患病率高:慢性非感染性疾病(慢病)的患病率达 70%;病死率高:因慢病及慢病并发症导致的死亡率占总死亡率 86.6%;多病共存:大于 60 岁的老人 76.5%存在共病,大于 80 岁的老人 80%存在共病;高速增长:大于 80 岁的高龄人群有 1989 万人,以 100 万人/年的速度递增,且高速增长带来更大更多的问题,每经过 10 年人群平均年龄增加 10 岁,随之带来的医疗问题也更加严峻。(见图 2 - 11)

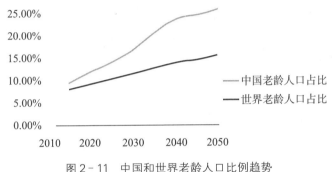

中国老龄人口占比
世界老龄人口占比

图 2 - 11　中国和世界老龄人口比例趋势
数据来源:联合国经济和社会事务部人口司

基于上述现状,未来几十年我国的医疗需求将会集中在以下几个方面:

一是对于老年医学的需求强烈。然而当前主流临床医学循证研究及得出的相应治疗指南主要针对的是 0~18 岁的儿科病和 18~65 岁的成人病,现阶段对老年人、老年病的认识不足,尚在摸索规律阶段。

二是对于养老的需求强烈。但是与这种强烈需求相矛盾的是养老市场从业人员严重不足。根据《我国城市居家养老服务研究》调查资料显示,城市中有 48.5%的老年人需要各种各样的养老服务,但目前我国城市养老服务需求总的满足率却只有 15.9%。全国养老服务人才需求缺口巨大。同时,目前养老服务人员队伍呈现非专业、非职业和非标准特点。这会导致服务过程中出现纠纷,引发社会问题。[6]

三是养老床位急需增加,2018 年我国 65 岁以上人口规模达到了 1.7 亿,按照"9073"的养老结构测算,需要社区养老床位 1166 万张,机构养老床位 500 万张,但是目前来看,我国机构养老床位仅 393 万,社区养老床位仅 354 万,供需之间仍有缺口。

四是对于慢病预防和健康管理的强烈需求，"健康老人"①是美好生活的一个重要方面，而要成为"健康老人"，最重要的是对慢病的预防和健康管理。

2.2.4 不断变化的疾病性质导致新的医疗需求产生

据官方数据统计，我国慢病患者已超 3 亿，其中慢病的费用占医保费用的比例高达 70%。慢病管理不是一次性的治疗，而是包含预防、医治、管控、后期照护的全周期干预，目的是减少慢病导致的并发症，降低致残致死率，提高慢病患者的生存质量。在未来，全球慢性病发生率将有不同程度的提高；一些疾病会因为出现抗药性而更难控制；而新型的传染病也在不断出现（见图 2 - 12）。

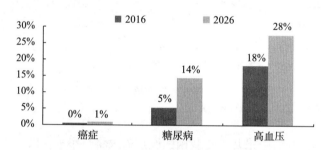

图 2 - 12　全球慢病发生率

数据来源：弗若斯特沙利文报告

总之，从医疗需求来分析，人们要求更加个性化的、体验更好的、全生命周期的，同时成本更低的医疗健康服务。也就是说医疗需求的价值要素已经发生转变，并且还在持续变化中。客户在评估产品或者服务时，会将他获得的价值与付出的成本进行比较。根据"价值要素金字塔"，满足人们需求的价值要素共有 30 种，可以分为四类：职能类、情感类、改变生活类和社会影响类（见图 2 - 13）。未来的医疗服务创新和技术创新需要通过对不同价值要素的整合，满足顾客的医疗需求。

---

① 根据中华医学会老年学分会的定义，健康老人须满足以下十大标准：躯体无明显畸形、无明显驼背等不良体形，骨关节活动基本正常；无偏瘫、老年性痴呆及其他神经系统疾病，神经系统检查基本正常；心脏功能基本正常，无高血压、冠心病及其他器质性心脏病；无慢性肺部疾病，无明显肺功能不全；无肝肾疾病、内分泌代谢疾病、恶性肿瘤及影响生活功能的严重器质性疾病；有一定的视听功能；无精神障碍，性格健全，情绪稳定；能恰当地对待家庭和处理社会人际关系；能适应环境，具有一定的交往能力，具有一定的学习、记忆能力。

产品和服务传递的基本价值要素满足4种需求：职能类、情感类、改变生活类和社会影响类。总体来说，公司提供的要素越多，客户忠诚度越高，公司收入增长越多。

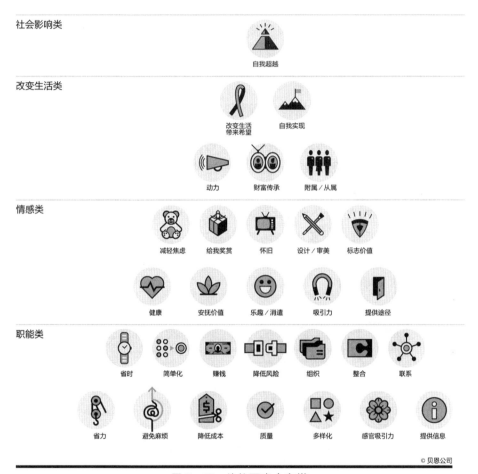

图 2-13 价值要素金字塔

图片来自埃里克·阿姆奎斯特、约翰·西尼尔：《用价值要素发现客户的真正需求》，载《哈佛商业评论》，2016 年。

2.3 解决当前医疗矛盾的路径

基于当前医疗领域的矛盾焦点，以及供给侧和需求侧的当前现状与发展趋势，全球医疗市场都出现了众多的创新。创新活动是由创新的供给方和需求方共同作用而形成的（Charles，1999）。供给侧创新主要从供给方的研发活动出发，而需求侧创新主要从提升或者创造顾客需求出发。

无论是供给侧的创新还是需求侧的创新，二者的目标都是一致的，那就是满足顾客对于医疗健康的真实需求：**个性化体验**（高效率、便捷性、高品质、个性化需求等）以及**更低费用**（规模大、运营成本低等）。下面我们详细分析当前供给侧创新与需求侧创新的路径。

2.3.1　医疗供给侧的创新路径

如上所述，医疗供给侧的创新可以通过两个维度来划分，一是个性化程度的高低，而是规模化程度的高低。根据这两个维度，我们可以划分出四种不同类型的医疗供给：

象限 1：规模大，但是个性化程度小。例如当前很多大型综合医院。

北京协和医院是一家集医疗、教学、科研于一体的现代化综合三级甲等医院（见图 2 - 14），以学科齐全、技术力量雄厚、特色专科突出、多学科综合优势强大享誉海内外。

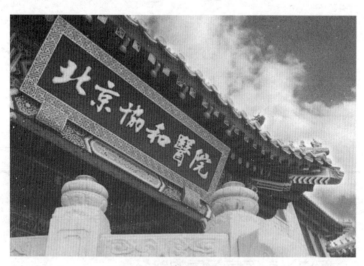

图 2 - 14　北京协和医院

像协和这样国内知名的大型综合医院，不仅为首都常住人口提供医疗救助，还要满足进京就诊的外地病人的医疗需求，如果想要为病人提供优质的医疗服务，一定是建立了一套系统的标准诊疗流程，以减轻医院压力、保持医疗秩序稳定为先,几乎不存在针对个人的个性化治疗。

象限2:规模小,且个性化程度小。例如当前很多基层卫生医疗机构,小型诊所、日间手术中心。

首先,基层医疗机构是最小的行政区划级别的医疗机构,服务的患者只限于该机构服务辐射区域的居民,所以规模小;其次,基层医疗机构的任务只是为了提供基本的公共卫生服务和基本的医疗服务,没有能力满足患者的个性化需求。

象限3:规模小,个性化程度大。例如一些民营的高端的专科医院、健检中心的VIP服务、大型综合医院中的高端医疗部等。

和睦家是一家民营高端医院,致力于为患者提供个性化、高质量、以病人中心的医疗服务(见图2-15)。相较于国内三甲综合医院,和睦家的规模不算大,发展最早的北京和睦家目前床位数也仅有100张。而且和睦家作为民营医院,以高质量的专科来吸引客流,虽然现在有心脏、神经外科、骨科等专科加入进来,但妇产科一直是和睦家最为有名的品牌。

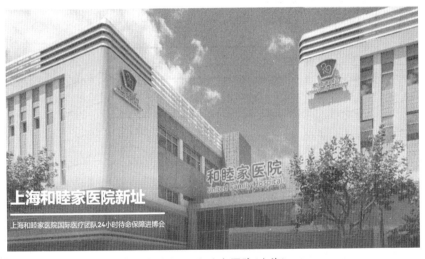

图2-15　和睦家医院(上海)

虽然规模小,但和睦家因为提供较高的个性化医疗服务,收入极为可观,单张病床年收入近千万元。和睦家的高度个性化体现在患者就诊的每一个步骤,首先,"以病人为中心"设置医疗流程:提前预约,留足充分的就诊时间,基本体检、医生问诊、化验等都在诊疗室完成,药房会在患者收费付款后提前备好药。其次，为每一位患者提供"连续性医疗服务"，从预防保健、诊断、治疗到康复的每一个阶段都有医护陪同患者，并且所有和睦家医院的顾客都有统一的永久电子病例，便于管理和服务患者。

象限4：规模大，且个性化程度大。目前还没有具有代表性的行业公认标杆组织，但这是理想中未来医院服务的状态：在保持成本较低的情况下，能够为每个个体提供个性化的服务，使患者获得美好体验。因此，这种状态下能够满足患者对于高质量、低成本的医疗需求，是一种稳定可持续的发展状态。当前我国的很多医疗服务和技术提供者都在向第四象限转型发展。例如华大基因在获得个性化服务能力后，努力向规模化进军；而大型三甲医院的体检服务中心，在已经实现规模化的基础上，想进一步提供更加个性化的服务，不过有时没有到达象限4，反而转向了象限2。不过也有像丁香医生一样的企业，意欲同时实现规模化与个性化，以达到象限4。

当前医疗生态系统中的企业和组织都意识到必须面向未来的医疗需求进行创新转型，那么他们是如何从供给侧来进行创新转型？我们发现可以有三条路径(图2-16所示)。

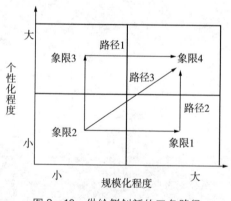

图2-16 供给侧创新的三条路径

路径1：从象限2到象限3再到象限4，即先增加个性化程度，然后再规模化降低成本。然而此路径的困难在于如何扩大规模。当前很多技术和服务可以帮助医疗服务增加个性化程度，如基因检测技术等，但是如何在个性化基础上扩大规模、降低成本，这是很多组织面临的难题。例如华大基因的创新。

案例：华大基因的个性化之路（见图 2 - 17）

基因测序，是一种新型基因检测技术，它能够通过血液或唾液测定基因全序列，分析预测罹患多种疾病的可能性。基因测序能够做到针对个人的精准化检测，从而及时采取医疗干预措施。拥有全球最大医学基因检测中心的深圳华大基因股份有限公司（以下简称"华大基因"），一直深耕基因测序服务业务。

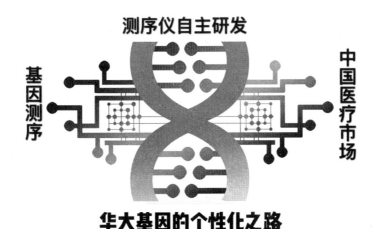

图 2 - 17　华大基因的个性化之路

基因测序产业上游的测序仪是整个行业技术壁垒较高、外来竞争者较难进入的环节，目前由 Illumina、Ion Torrent/Life Technologies（已被Thermo Fisher 收购）、Roche、Pacific Biosciences 这四大企业垄断[7]。另外由于仪器采用的是封闭式系统，即仪器必须依靠配套的试剂、耗材才能运行，因此如果上游产品的垄断程度较高，上游产品生产企业的议价能力就较强，下游企业的成本就会较大。[8] 被制约的华大基因最终决定收购 CG 进军测序仪产业。

但是华大基因的基础科学研究服务收入持续萎缩，占总营收的比例从2014 年的39.59％下降到了 2016 年的 19.35％。针对这个问题，华大基因的解释是，这是行业现状造成的，具体来说，一是基因测序技术的进步使得测序成本降低；第二，基础科研类服务市场竞争激烈，使得报价降低。[9]

从而，华大基因将关注点转向更有利可图的业务，如产前基因检测，在这方面华大基因有先发优势，技术过硬、产品线丰富。中国政府正投巨资支持精准医学发展，华大基因的转变似乎顺应了这一趋势。然而到目前，华大基因还是没有从个性化走到规模化。

路径2：从象限2到象限1再到象限4，即先增加规模、降低成本，再提升个性化。然而此路径的困难在于如何提升个性化水平。对于提供标准化服务的组织，扩大规模就是"复制粘贴"的工作，而要在大规模的基础上提供个性化的服务，困难重重。当前一些大型综合医院，可以用单独设立"高端医疗服务部"的模式为部分高端顾客提供精准服务，然而这又是转到了第3象限，也就是规模变小了，只能为少部分人提供服务，不能做到大规模的、低成本的个性化。

案例：规模化、标准化的大型三甲医院的体检

随着人们健康管理意识的逐渐提升，"预防优先"的健康观念深入人心，越来越多的人意识到体检的重要作用。

为了保证体检和后续报告的准确性，人们倾向于选择全国各大三甲医院。但是，每一家三甲医院的体检中心都是标准化套餐，最多根据年龄、性别以及"肿瘤标记物"等特殊项目分成不同价格的套餐。三甲医院的医疗资源更多是用于保证治疗流程的顺畅，体检中心采取流程标准化、固定套餐形式，不但满足了单位、社区居民等硬性体验需求，也能节省医疗资源。

如果体验机构要针对个人提供个性化体检项目、精准解读体检报告，以及后续开展相应的健康管理，必定成本高昂。因此三甲医院都无法做到提供个性化服务。

路径3：从象限2直接到象限4，即同时发展个性化与规模化。这条路径要求组织完全改变现有的运营管理模式，为顾客提供的价值、组织的关键资源、业务流程、盈利模式等都要改变，这需要强大的资金支持、人才支持、技术支持等，难度最大。

案例：路径3的探索者

"丁香医生"作为医疗O2O服务平台，致力于为用户提供医疗方面的服务和信息，同时实现个性化和规模化服务（见图2-18）。

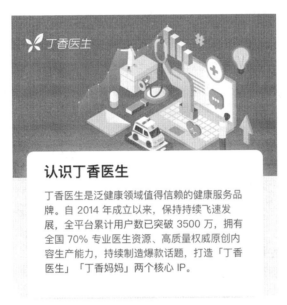

图 2 - 18　丁香医生微信公众号

规模化：在日常生活中很多人都会有身体感到不适的时候，但是却没有时间去医院或者不想去医院，或者想去医院但是却不知道该去哪家医院，有这些关于健康医疗方面的问题就可以通过"丁香医生"解决，系统可以帮忙查找疾病信息，还有实时定位功能帮助使用者找到附近的药店，还可以当闹钟，提醒用户按时吃药。

个性化：在日常生活中遇到例如身体不适或用药问题的时候，可以直接上丁香 App 找医生进行有偿问诊。同样，这个平台也可作为医生的线上诊疗平台。一次问诊花费 30～60 元，患者可根据同城、评价、专业医疗团队推荐、回答速度等选择医生，随后可与医生进行 3 次问答。但是个性化服务更多是让患者多了一个就医的选择，医生的治疗还是按照医院平时的标准流程。因为缺少患者的背景数据，从治疗到后续健康管理及预防无法做到精准医疗。

2.3.2　医疗需求侧的创新路径

创新是供给和需求双方不断进行创造性互动的结果。不同于医疗供给侧的创新，还有很多组织从医疗需求侧进行创新，试图改变顾客的需求习惯或者服务获取方式，或者创造一个新的需求市场（见图 2 - 19）。

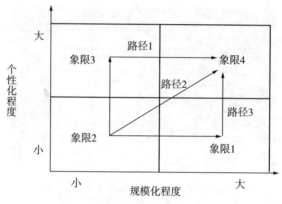

图 2-19 需求侧创新的三种路径

路径 1,是先提供个性化的服务,然后再降低成本。

路径 2,是同时进行规模扩大与个性化提升。

案例:平安好医生

平安好医生表示它们的四个阶段分别是完善用户场景、数据积累、爆发式收入增长、大规模盈利,而目前平安好医生还处于数据积累的阶段。不难看出这是一个从个性化往规模化发展的道路(见图 2-20)。

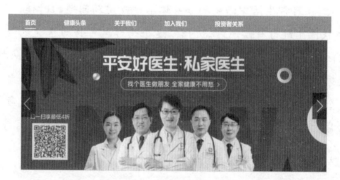

图 2-20 平安好医生官网

平安好医生已经形成四条业务线:家庭医生服务(线上咨询、挂号服务)、消费型医疗(体检、医美等线下服务)、健康商城(电商)、健康管理及健康互动(广告),仍以提供个性化的服务为主。

作为健康医疗服务的平台级入口,平安好医生以医生资源为核心,利用移动互联网平台,与用户进行随时随地的医患实时沟通,面向亚健康及疾患人群提供一站式解决方案。平安好医生经过两次战略调整,从最初的移动医疗到涉足医药、再到医疗生态,就是向规模化发展的过程。

路径3,是先扩大规模、降低成本,然后再提供个性化的服务。

案例:微医集团

微医的前身是2010年成立的"挂号网",为医院提供预约挂号等就医流程优化服务(见图2-21),总部位于中国杭州。在早期发展过程中,微医主要扮演的是"IT服务平台"的角色,将医院窗口外移,实现就医流程的优化。

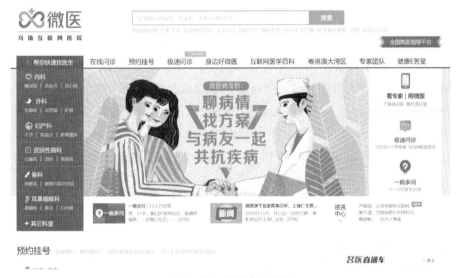

图2-21　微医官网主页

如今的微医以医疗场景为中心不断向外延伸。用户通过微医在线问诊,在线平台主要是提供四种服务:一、远程会诊、提供诊断意见;二、健康咨询、复诊;三、慢性疾病管理和健康管理;四、在线预约、转诊服务等。通过在线问诊,用户能够更好地解决看病难的问题,同时实现了医疗资源的有效配置,使优质医疗资源互通共享,一定程度上解决了医疗资源分布不均的问题。

微医集团一直深耕数字健康服务,努力将患者与平台的 2700 多家医院、30 多万名医生连接。目前,该平台日接诊量突破 6 万人次,其中远程会诊服务量突破 1 万人次,已成为全国最大的远程医疗协作网。借助互联网跨越时空、连接匹配的技术属性,该平台有效组织全国医疗服务资源,带动"医生、医疗设施、信息"三类核心资源共享,为亿万用户提供预约挂号、在线咨询、慢病管理、远程会诊、电子处方、药品配送、全科诊疗等线上线下结合的健康医疗服务。[10]

2017 年 3 月,微医首家全科中心开业,打通医疗服务线上和线下结合的"最后一公里",从"诊断"到"治疗"形成完整的流程闭环。例如,微医在乌镇启动"互联网医院+药店合作计划",合作药店将能为顾客提供远程诊疗、电子处方等服务,建立起基于互联网医疗服务的"智慧药店"新业态,从简单的药品销售升级为周边社区患者的预约就诊中心、远程问诊中心和电子处方中心。

个性化:微医积累了海量用户资料,可以有效评估人群风险,开展个性化的医疗治疗。结合平台在医疗健康服务上的资源及运营优势,微医推出的 e 健康等会员式服务为用户提供专属家庭医生团队、慢病管理、亚健康干预计划、线上问诊等多项个性化服务,荣获 2017 年度最佳智能医疗行业创新产品奖。

健康金融是微医打造的智能医疗与金融服务有机结合的开放平台,以"微医云"领先的大数据和云计算能力为基础,连接医疗健康机构、银行与险企三方进行合作,形成了功能化金融业态及服务体系。

案例:好大夫在线

好大夫在线成立于 2006 年,是互动峰科技(北京)有限公司运营的互联网医疗平台,致力于合理分配医疗资源、帮助患者找到好大夫,是可信赖的院外医疗服务平台。好大夫在线逐渐形成"线上咨询、预约转诊、线上复诊、远程专家门诊、家庭医生签约后服务"等多种服务形式。经过 12 年的诚信运营,已在图文问诊、电话问诊、远程门诊、预约和转诊、诊后疾病管理、线上复诊、家庭医生、医生点评、知识科普等多个领域取得领先地位。

创新:基于分析中国患者的需求,好大夫在线创建了第一个实时更新的互联网医生数据库、第一个专业的网上分诊系统、互联网院后疾病管理和线上复诊服务、第一个远程专家门诊服务,等等。

　　优点:好大夫在线拥有全国数量最多、质量最优的医生群体。截至 2018 年 12 月,好大夫在线收录了全国 9379 家正规医院的 58 万名医生信息。其中,20 万名医生在平台上实名注册,直接向患者提供医疗咨询、预约就诊、疾病管理、科普知识等服务。在这些活跃医生中,三甲医院的医生比例占到 78％,能够给予患者足够权威的治疗建议和合法的线上诊疗服务。

　　当前如火如荼开展的互联网医院实际上就是典型的路径 3 模式。互联网医院在 2016 年被提出并快速发展,2017 年在银川大规模出现并迎来了众多关注,随后因政策遇冷。2018 年,"互联网医院"全面复苏,迎来行业新的关键性节点:互联网＋医疗健康已成为国家重点战略,相关监管政策逐步明晰,互联网医院将业务拓展到了人的整个生命周期。同时,互联网医院逐渐实现了业务线全周期化、商业路径完整化。当前互联网医院建设主要有三种模式[11~12]:

　　(1) 企业主导模式。

　　2015 年 12 月 7 日,乌镇互联网医院成立(见图 2-22),在全国率先开启"互联网＋医疗健康"新业态探索。不同于传统医院,它通过互联网广泛连接全国的医生和患者,以一种新的模式提供医疗服务。目前微医互联网医院通过与当地三甲医院合建的方式,已在宁夏、四

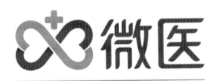

图 2-22　微医官网 Logo

川、甘肃、陕西、山东、黑龙江、海南等 19 个省市自治区落地,其服务范围已经涵盖 30 多个省市自治区。微医互联网医院依托微医集团 8 年来积累的医疗资源,构建了以微医互联网医院平台为核心,微医分级诊疗平台、互联网家庭医生签约平台、微医处方共享平台互联互通的多平台集成服务模式。目前共有 43 家微医互联网医院落地运营,累计服务患者人数超过 7 亿人次,日均问诊量超过 6 万人次。微医集团链接的 2700 多家实体医院,7500 多个专家团队,26 万多名注册医生都可为互联网医院提供强大的医疗支撑。

　　(2) 公立医院主导综合型互联网医院。这是目前最为常见也是被最看好的形式。

　　例如 2016 浙大一院联合杭州卓健科技共同建设的"浙一互联网医院"正

式上线，建立了国内首个公立三甲医院的线上院区。浙大一院长期注重对于互联网医疗的建设，自 2003 年以来，主持多项国家数字化医疗、远程医疗应用、互联网医疗方面重大课题，课题经费逾 1.2 亿，建立了庞大的医疗信息资源库，具有雄厚的远程医疗应用实力。此次浙一互联网医院正是在前期基础上进行的创新，构建了"四大技术平台＋八大服务体系"的运营模式。

（3）信息化企业运营综合性互联网医院（见图 2 - 23）。

2016 年 6 月，上市公司朗玛信息依托贵阳市第六人民医院打造 39 互联网医院：主要目的是对疑难重症患者进行远程会诊。作为朗玛信息在互联网医疗布局的核心成员，39 互联网医院承袭了母公司在技术、医生、运营商等方面众多优质资源，成为第一个从疑难重症会诊切入的互联网医院，是国内首次提出"医医会诊"模式的平台。在医疗服务方面，39 健康网提供优质的在线医疗信息服务，致力于成为"医药健康行业首选内容营销平台"。在药品服务方面，依托康心药业打造电商品牌，在针对零星终端供货的同时，与它们建立了长期合作关系，可以根据电子处方提供药品服务。在健康管理方面，自主研发生产 POCT 生化检测设备，成为采集用户数据的入口。同时，与电信、广电网络等公司合作，通过 IPTV 业务连接家庭终端，传播健康管理资讯和推广医疗业务。目前，39 互联网医院注册用户累计超过 100 万，日问诊量最高达到 6000 人次，会诊按时完成率高达 96.5％。

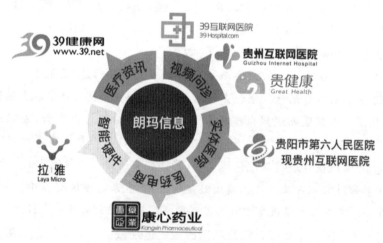

图 2 - 23　朗玛信息生态圈

2.3.3　弥合供给侧创新与需求侧创新之间的差异

从上述案例和分析可以看出,当前医疗供给侧创新和需求侧创新之间存在着巨大的鸿沟:医疗供给侧主要是先发展个性化,然后增加规模;而医疗需求侧创新是先增加规模,然后再发展个性化(见图 2 - 24)。因此,在这种供给和需求不匹配的情况下,出现前面所提到的三大医疗困境"看病难、看病贵、体验差"也就不足为奇了。因为供给侧不断提供的是个性化,而需求侧提供的是规模化,这样的鸿沟会导致:一些想获得较低价格的患者,面对的是价格较高的个性化产品和服务,因此会发现看病贵;而一些想获得个性化服务的患者,面对的是规模化的服务,发现看病难且体验差。因此,只有能够弥补二者之间缺口的突破性的技术创新或者服务创新才能够真正为解决当前的医疗三大困境做出贡献。

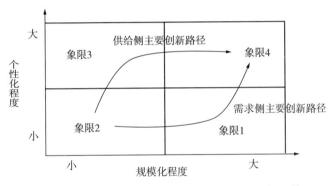

图 2 - 24　供给侧创新路径与需求侧创新路径之间的差异

然而仅仅有技术创新或者服务创新是不够的。历年来,我国的所有专利中,医疗健康领域的专利数量都是排名第二(见图 2 - 25),既然有如此多的突破性技术,为什么全世界还是不能解决医疗健康领域的难题呢? 例如我国的三甲医院,资源最为丰富、采用新技术最为积极,但还是不能解决"看病贵""看病难"的问题。

这是因为,组织还需要采用全新的运营管理模式,来支持突破性技术,这包括盈利模式的变化、业务流程的变化以及关键资源的匹配等。通过运营管理模式创新来实现个性化或者低成本,或者同时实现个性化和低成本这两大目标。

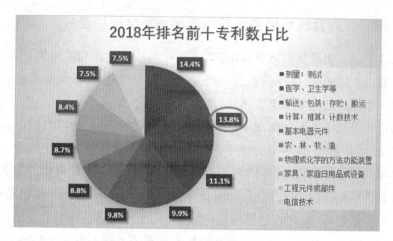

图 2-25　2018 年排名前十专利数占比

数据来源：国家知识产权局

此外，还需要重塑医疗健康生态系统，与其他组织配合来共同向顾客传递新的价值，如医保部门、医药器械、诊所、药店、健康管理机构，等等。正如上述案例中所揭示的，单独组织的创新，如果得不到其他生态网络系统中组织的认可与合作，就很难将新的顾客价值传递给需求方，因而不能成为一项有价值的创新。

总之，组织需要通过突破式创新的方法，根据克里斯坦森在《创新者的处方》中提到的三大要素，从技术推动因子、运营管理模式以及价值网络生态系统三个层面进行创新（见图 2-26），以真正满足面向未来的顾客高水平的医疗健康需求。[1]

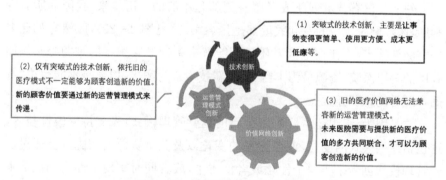

图 2-26　突破式创新的三个层面

参考文献

[1] 克莱顿·克里斯坦森,杰罗姆·格罗斯曼.创新者的处方[M].黄捷升,译.中国人民大学出版社,2015

[2] IBM 商业价值研究院.发展前景一片光明 医疗保健行业的数字化重塑[R].2019

[3] 动脉网,蛋壳研究院.中国第三方医疗服务行业白皮书[R].2019

[4] IBM 商业价值研究院.数字疗法如何造福患者、医疗机构和医疗生态系统[R].2019

[5] 戴廉·克利夫兰患者体验战略:我们教医护人员"共情"[J].健康界,2014-06-25

[6] 赵东霞,李赖志.独生子女时代我国养老产业发展的 SWOT 分析[J].财经问题研究,2013(1):30~34

[7] 张耘.基因测序产业的发展瓶颈[OL].上海情报服务平台,2016-11-30

[8] 兴业医药.解码生命,精准基石:基因测序行业深度报告[R].2016

[9] 王亚奇,叶静.华大基因冲刺 IPO:"生物界的腾讯"如何炼成[OL].创业家,2017-05-25

[10] 周晓波.微医:以互联网推进医改创新[J].杭州(周刊),2018

[11] 健康界智库.2019 互联网医院发展研究报告[R].2019

[12] 动脉网,蛋壳研究院.2018 互联网医院报告[R].2018

第三章　面向未来的医疗技术 创新的挑战和趋势

医疗行业正在发生变革,突破性技术使全球医疗服务变得更便宜、更有效率、更易使用以及更能满足个性化需求。本章将识别那些可能影响未来医院的、使其向个性化程度高和规模化程度高的方向发展的技术突破和服务变革,介绍其原理、当前产业发展阶段并分析典型案例。

3.1　精准医疗

3.1.1　精准医疗的定义、内容与发展路径

精准医疗是典型的从标准化向个性化发展的医疗技术,但是到目前为止,还处于小规模、高成本的状态,未来的发展趋势是将其规模化,从而降低成本和提升质量(如图 3-1)。

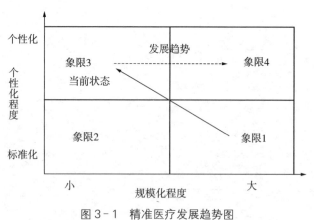

图 3-1　精准医疗发展趋势图

　　中国精准医疗市场规模正在以每年 20% 的速度增长。根据 WHO 数据显示，在疾病的早期阶段提供精准的诊断和筛查服务，其中每投入 1 元，可省下后续治疗费用 8.5 元以及抢救费用 100 元的医疗支出。

　　精准医疗＝精准诊断＋精准治疗（如：伴随诊断＋靶点治疗）[1]（见图 3-2）

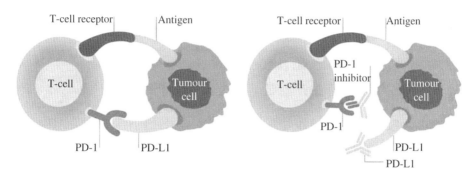

图 3-2　免疫检查点抑制剂疗法的原理示意

　　图片来源：Malini Guha. "The newera of immune checkpoint inhibitors." The Pharmaceutical Journal. 18 Nov 2014.

　　标准化的诊断是指根据一些简单的病理切片、影像学检查，将指标在一定范围内的患者按照同一种治疗方法诊治。而精准诊断是依据个体的遗传信息进行人群细分，然后"因人而治"。

　　伴随诊断是通过测量人体内变异基因或蛋白的表达水平，了解不同患者对特定药物的治疗反应，筛选出最合适的用药人群，并有针对性地进行个体化治疗，从而改善其治疗预后和降低保健开支。[1] 靶向治疗是针对细胞内的一个基因片段或一个蛋白分子的一种治疗方法[1]。伴随诊断服务于靶向治疗，在进行靶向治疗之前，必须要对患者进行靶点检测，只有"靶点阳性"的患者才能接受相应的靶向治疗。尤其是肿瘤领域的靶向治疗，更需要伴随诊断检测靶点，因为癌症的起因就是基因变异。

　　伴随诊断可采用分子诊断、免疫组学等技术，其中分子诊断是伴随诊断的核心技术。分子诊断可以实现对个人的基因组分析，提供个性化的诊断，在精准度、信息密度上远超其他诊断方式（如图 3-3）。

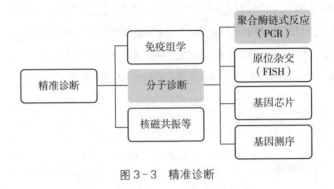

图 3-3　精准诊断

3.1.2　精准医疗的产业链与典型案例分析

2018 年全球精准医疗市场规模接近 800 亿美元，预计 2020 年将突破 1000 亿美元。

精准诊断行业上游的关键酶材料与诊断仪器供应市场主要由行业国际巨头垄断，部分研发实力强大的国内企业开始介入上游高壁垒市场，如华大基因。精准诊断产业链上游是原料行业，主要由罗氏、Surmodics 等几个国外巨头企业垄断，以分子诊断为主业的之江生物、致善生物采购的分子诊断原材料及产品均来自国外品牌，且采购占比均达 20% 以上。由于国内企业在分子诊断原料研发方面尚未掌握相关技术，因此在分子诊断原材料供应上国内企业只能做代理，无法掌握定价权。[2]

罗氏

作为全球最大的生物技术公司，在抗肿瘤、免疫、抗感染和中枢神经系统领域拥有一流的差异化药物。罗氏连续多年位列道琼斯可持续发展指数 (DJSI) 全球领导者榜单（制药、生物技术和生命科学领域）。

精准诊断中游主要是分子诊断试剂和仪器两类产品的研发、生产和销售，在这部分市场中，国内企业之间存在着较为激烈的竞争。在技术相对容易攻破的中端仪器领域，国内企业产品占据了主要市场；在高端仪器领域，以罗氏为代表的欧美企业产品仍占有大部分的市场份额，但我国已经成功自主研发出第三代基因测序仪，达到全球领先水平。目前国内专注于分子诊断的企业有：上海之江、致善生物、华大基因、达安基因。[2]

之江生物

上海之江生物是一家专业从事基因诊断产品的研发、生产、销售的高新技术企业(见图3-4),主营荧光定量PCR分子诊断试剂,也是国内分子诊断试剂生产的龙头企业之一。该公司研制的高危型人乳头瘤病毒(HPV)分型核酸测定试剂盒是科技部宫颈癌筛查专项唯一入选的国产HPV试剂。

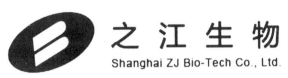

图3-4　上海之江生物

致善生物

厦门致善生物是专业从事分子诊断系统研发的体外诊断企业。该公司专注于分子诊断设备与试剂研发生产,其产品涵盖传染病、遗传病、肿瘤、药物基因组以及海洋微生物检测等领域。(见图3-5)

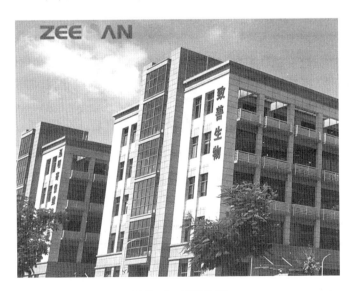

图3-5　致善生物

华大基因

华大基因是我国基因测序领头企业(见图3-6),该公司核心的产品是基因测序仪。华大基因掌握HPV、病原微生物检测等多项检测技术、专利共计 173 项，其中发明专利 164 项。公司总部位于中国深圳，目前公司业务已经覆盖了全球 100 多个国家和地区，已形成"覆盖全国、辐射全球"的网络布局。

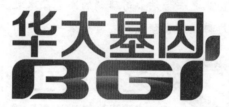

图 3-6　华大基因

达安基因

达安基因是国内分子诊断试剂行业的龙头企业（见图 3-7），主要从事荧光 PCR 检测技术研究以及荧光 PCR 检测试剂盒的生产和销售。其下游业务分为 B 端和 C 端，对于 B 端，主要有科研机构和独立实验室，利用诊断仪器和耗材继续进行产品研发；还有针对 C 端的医院、体检中心等，利用仪器和耗材进行个体精准诊断。

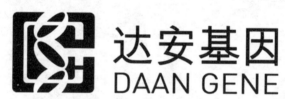

图 3-7　达安基因

分子诊断行业下游主要为医院和第三方独立医学实验室。独立医学实验室的功能是进行集中标本检测，从而提高诊断效率和质量，降低错误诊断发生率。我国独立医学实验室发展较晚，市场规模小，目前国内独立医学实验室领域形成了金域检验、迪安诊断、艾迪康和达安基因四大综合诊断实验室巨头主导市场的格局。

金域检验

广州金域医学检验中心是目前全国最大的独立医学实验室企业（见图 3-8），主要从事第三方医学检验及病理诊断业务，向各类医疗机构等提供医学检验及病理诊断外包服务，覆盖市场广、技术平台齐全，是这个领域的领导者。

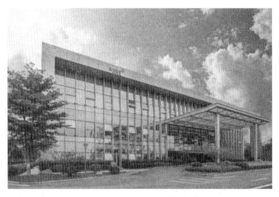

图 3-8　金域检验

迪安诊断

迪安诊断是一家以提供诊断服务外包为核心业务的第三方独立医学诊断服务机构(见图 3-9)。迪安诊断致力于为客户提供"诊断服务整体化解决方案",致力于推进上下游产业链的整合式发展,业务涵盖医学诊断服务、冷链物流、诊断技术研发生产等领域。目前已在全国布局 30 余家连锁化实验室,为全国 12000 多家医疗机构提供服务。

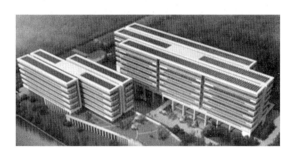

图 3-9　迪安诊断

艾迪康

艾迪康医学检验中心是全国首家跨地区连锁经营的第三方独立医学检验机构(见图 3-10)。目前,艾迪康拥有 5 大中心实验室,下设 20 余个专业临床实验室,提供 2000 余项检测项目,涉及肝炎、肿瘤、妇儿等 300 余项特色项目。

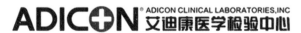

图 3-10　艾迪康

博奥医学检验

博奥检验目前已在全国成立了 22 家子公司,基于基因芯片和基因测序等技术平台(见图 3-11),重点围绕出生缺陷及遗传病、心脑血管疾病等重大疾病,开展高端特色分子检测服务。博奥检验在中国拥有最齐全的基因检测临床应用的相关资质,是独立特检的领跑者。

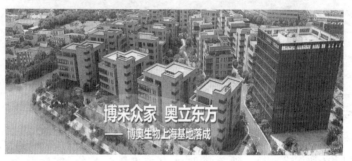

图 3-11 博奥医学检验

根据中国分子诊断产业图谱统计来看,截止到 2018 年,国内至少有1000 多家精准诊断相关企业,并形成了以上海(共 225 家)、广东(共 143家)、四川(共 80 家)、浙江(共 62 家)、山东(共 39 家)、京津冀(共 31 家)、湖北(共 31 家)、江苏(共 27 家)为代表的产业集聚区。其中,主营基因测序业务企业有 647 家,主营 PCR 业务企业有 439 家,主营基因芯片业务企业有98 家,主营 FISH 业务企业有 65 家。[2](如图 3-12)

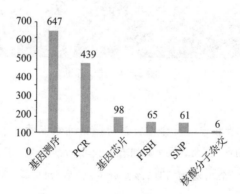

图 3-12 中国分子诊断产业图谱

资料来源:基业常青经济研究院,《中国分子诊断产业图谱》

基因测序:上游,国内利好政策使医院加大了对国产测序仪的采购,进口替代进程提速;中游,测序服务潜在主要应用领域为肿瘤液体活检;下游,医院、政府端资源为目前盈利关键。大数据储备、解读是未来发展核心。

基因芯片:国外企业(如 Thermo Fisher、Centrillion、Agilent 等)垄断了上游的原位芯片、芯片打印技术。中游产品主要包括基因芯片诊断试剂盒,国内企业市场占比约 86%,基因芯片仪器,国内企业市场占比约 14%,国内企业目前主要业务集中在中游的试剂生产与仪器组装。

总之,精准医疗面临着巨大的市场需求,新的技术层出不穷,但同时也存在着激烈的竞争。我们认为,可以从以下几个方面更进一步地提升精准医疗产业聚集能力,实现占领"精准医疗创新与服务的高地":

除了国内外顶尖的精准医疗公司和研发机构外,其他大多数精准医疗公司或者研发机构更多的是进行改良性的技术创新,很少能够有革命性的技术创新。而当前精准医疗产业还处于快速成长期,并非成熟期,在此阶段此类技术型公司值得关注。

技术创新只是精准医疗创新的内容之一,此外我们还需要关注运营管理模式创新以及整个精准医疗生态系统中的专业分工等。不仅通过技术创新,还要通过运营管理模式创新等方式推动精准医疗的规模化发展,实现精准医疗的低成本和可及性。

精准医疗上市公司分析

贝瑞基因

基础科研服务:布局基因检测全产业链,以临床医学应用为主线,逐渐向更广泛的消费级、大健康领域延伸。

技术优势:贝瑞基因坚持以市场需求为导向、以创新技术为核心的发展策略,自主研发了一系列核心技术,在生物信息分析和大数据的 AI 处理等关键环节发挥重要作用。在此基础之上,公司构建了覆盖遗传学、肿瘤学的多层次产品及服务体系。

基因组数据库优势:公司常规的 NIPT 检测已经为超过 300 万的孕妇提供服务。公司拥有丰富的临床样本和临床检测经验,因此在临床技术转化方面夯实了坚固的基础。

商业化能力优势:贝瑞基因拥有一支覆盖全国的专业销售团队,有充足的人力资源能够直接服务于大中型客户，实现以中心型医院辐射周边地区，推动全国大规模、高水平的临床基因检测网络建设。并且公司与地方政府合作，积极探索量身定制的预防出生缺陷的有效途径和方法。

缺点：

（1）技术研发风险：计划投入大量经费和资源，研发肿瘤早筛产品，但能否达到预期目标还有不确定性。

（2）市场竞争激烈：在肿瘤疾病领域依然存在很多强有力的竞争对手，如华大基因。

中源协和

基本信息：坚持"细胞＋基因"双核驱动的战略布局，围绕精准预防、精准诊断、精准治疗三大细分领域。在精准预防方面，中源协和以细胞资源存储为核心，在全国范围内已建成19家细胞资源库，形成了中国覆盖最广的综合细胞资源库网络；在精准诊断方面，公司涵盖了基因检测、病理检测和生化检测主要热点领域，并以大数据分析为核心，在天津等地建有第三方医学检验所，逐步形成覆盖全国的医学检验所网络；在精准治疗方面，中源协和以个体化细胞及其他靶药为核心，依托覆盖全国的细胞资源网络与诊断网络，与国内100余家大型三甲医院开展多中心临床研究和试验，促进应用转化。此外，中源协和在天津、海南也获批建设区域性细胞制备中心，并且在其他重点区域也积极申报，正打造辐射全国的区域性细胞制备中心网络，为精准医疗大平台奠定坚实的基础。

创新之处——服务创新：

（1）新生儿事业部方面，"希望e贷"干细胞存储缴费模式开通，为储户提供小额账单通道，提升业务竞争力。

（2）在研发方面加大投入，不断通过规模化配制生化试剂，优化产品配方，降低生产成本。

（3）推出全新的"中源协和生命银行线上健康管理平台"。该平台以基因检测技术为基础，旨在打造以家庭为单位的全方位健康数据管理平台，实现面向全龄化用户的销售、运营和服务的高度集成，有利于多种大健康产品的协同销售。

优势：

产业链平台优势：公司顺应"精准医疗"的国际趋势，构建了包括细胞存储、基因检测、体外诊断试剂、基因、蛋白、抗体的全产业链。

营销网络优势：公司目前下属五大事业部，已经形成两大全国性的营销网络体系，一个是以直销团队为核心的细胞检测制备和存储服务营销网络，另一个是以经销商为主、直销为辅的体外诊断试剂营销和服务网络。

品牌优势：中源协和已经安全运营超过 18 年，在这个行业树立了良好的口碑，确定了在细胞存储领域的市场领导者地位，具有一定的品牌号召力。

缺点：

公司主营业务包括干细胞、基因检测等相关领域技术服务，而该服务的具体运营管理模式操作过于超前，有关部门的指导规范相对滞后，因此尽管公司在开展业务时已遵照相关法律法规严格执行，但是国家制定的法律法规依然会在一定程度上限制公司的经营。

中源协和对生命银行信息系统的定位不太清晰。2018 年年报将该平台定位为以家庭为单位的全方位健康数据管理平台。而 2019 年半年报则将其定位为全生命周期健康管理服务平台。平台目前可分为两大板块，一是信息阅读，包括基因、脐带血知识科普和个人基因、疾病监测报告解读服务；另一板块是网上商城。其全生命周期健康管理的服务不是很明晰。

3.2　5G 医疗健康

3.2.1　5G 技术

第五代移动通信技术（简称 5G 或 5G 技术），其标志性能力指标和关键技术与前几代的技术移动通信技术相比要更为加强和丰富，用户体验速率大幅度提升。与此同时，移动通信标准的迭代促使各代标准融合统一，各国家各行业的通信产业参与者以及使用者能够在统一标准下创造行业价值，5G 时代的开启也是万物互联时代的起点。[3]

在全球 5G 整体发展进度排名中，中国处于第一梯队，这背后的核心助推力是国家竞争战略。从近几年通信巨头在研发费用上的投入看，华为和中兴的研发投入额在大幅度提升且研发费用率也在提升。与此同时，凭借中国具备的人口红利以及广泛的应用场景，中国 5G 产业发展在全球范围内潜力巨大。

2018 年是 5G 技术标准冻结并且逐步进行试点实验的一年,R15 标准的冻结、5G 试点城市的发布以及 5G 自动驾驶测试道路的设立,表明 5G 已经进入我们的生活。2019 年的 5G 商业牌照发放更是预示着 5G 元年正式开启(如图 3 - 13)[4]。

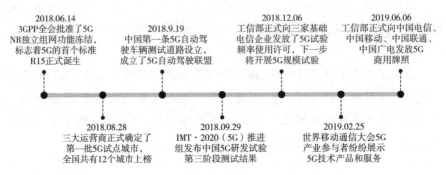

图 3- 13　中国 5G 发展历程

资料来源:投中研究院

5G 产业链主要有三部分组成:5G 设备,即为下游提供网络建设所需设备的环节,主要包括 AAU、射频、光模块、光纤、芯片等设备;5G 网络,包括网络建设和网络运营两个环节,网络建设是指相关配套设施的铺建和网络的建设、维护、优化;5G 应用,是 5G 最终的商业化形式,提供终端应用和解决方案(如图 3 - 14)[4]。

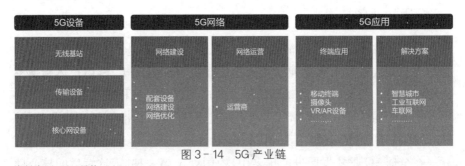

图 3- 14　5G 产业链

资料来源:罗兰贝格

3.2.2　5G 医疗健康

5G 的一个重要应用领域是医疗健康行业;5G 具有高速率、低时延、大连接三大特性,与其他医疗技术相结合,能够带来突破性的技术和服务进步[5]。

5G 医疗健康有四个方面的应用:5G＋人工智能,5G＋远程医疗,5G＋救援,以及 5G＋院内服务,这四个方面的应用分别通过不同的路径将现有技术向个性化和低成本方向创新转型(如图 3-15)[3]。

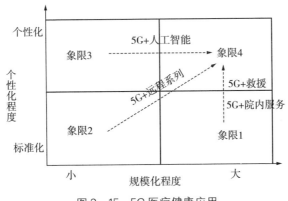

图 3-15　5G 医疗健康应用

5G＋人工智能:将 5G 应用到医疗领域,能够补齐人工智能成本高这一短板,将成为驱动人工智能的新动力;能够促进人工智能从当前的高成本状态发展为可以大规模应用的低成本状态,同时保持着高度的个性化特征。例如:在医学影像分析方面,使用 5G 技术,能够更加精准快速处理海量医学影像数据;在健康管理方面,通过 5G 网络实时传输患者体征数据,能够更加及时发现异常并报警。

5G＋远程医疗:5G 高速率、低延时的特性,使得远程医疗的众多应用能够成为现实,如远程会诊、远程手术、远程监控等,从而促进远程医疗从当前的低个性化和高成本向高个性化与低成本的方向进步。

2019 年 8 月 8 日浙江大学医学院附属杭州市第一人民医院与千里之外的新疆阿克苏人民医院进行了儿科和骨科的临床病案远程会诊直播。此次远程会诊运用浙江联通杭州分公司的 5G＋远程会诊技术。

2019 年 9 月 10 日,来自深圳市三家不同的医院呼吸内科专家,使用亿联"云＋端"智能视频会议系统,通过电信 5G 网络,就一位肿瘤患者病例进行远程会诊、联合查房。在亿联"云＋端"智能视频会议解决方案和电信 5G 网络的支持下,患者就医的各个过程都体现出超常的"现场真实感",包括在病房诊视病人以及影像图像的分享等环节。通过这种方式，患者不需要来往于各大医院，也能第一时间享受到优质的医疗资源。此次远程会诊，是深圳市首次正式使用5G网络进行远程视频会诊。

2019年9月7日，青岛大学附属医院副院长牛海涛教授带领团队，与3000公里外的贵州省安顺市西秀区人民医院实验室成功连线，顺利完成国内跨距最大的远程实验动物微创手术，同时也是全球首例基于5G网络环境下的超远程自主原研机器人手术，而这一伟大成果的实现离不开国内最新智能医疗感知交互技术、两地5G网络以及威高集团自主原研的"妙手"三臂医疗机器人系统。

5G＋救援：与当前的救援系统不同，将5G应用到救援系统可以实现院内医生对患者的立即诊断，5G的高传输速率和海量连接配合云计算，将在第一时间把患者的基本体征数据等信息传递给医生，从而可以在很短的时间内实施急救方案。同时，通过5G网络实时传输医疗设备监测信息、车内外视频画面，便于实施远程会诊和远程指导，从而提升救治效率，提高服务质量，避免了当前的标准化救援系统无法实时对接医院诊疗的问题。

5G＋院内服务：利用5G海量连接的特性，构建院内医疗物联网，将医院海量医疗设备和非医疗类资产有机连接，能够实现医院资产管理、院内急救调度、医务人员管理、设备状态管理、门禁安防、患者体征实时监测、院内导航等服务，提升医院管理效率和患者就医体验。利用5G技术可以进行移动医护，将医生和护士的诊疗护理服务延伸至患者床边，提高查房和护理服务的质量和效率，还可以更好地服务于传染病患者以及精神类疾病患者。

据中商产业研究院预测，2020年我国智慧医疗行业投资规模将突破千亿元。

案例："隐形冠军"的创新之路

巨鲨医疗是一家成立于1996年的全球性医疗高科技企业，集团总部坐落于南京市鼓楼区，在南京江北国家级高新区建有科技产业园，旗下有南京巨鲨显示科技有限公司、南京巨鲨商贸有限公司、南京巨鲨医疗科技有限公司、杭州英肯科技有限公司、苏州协朗精密机械有限公司。主要从事高端医用数字X线设备、医疗数字可视化整体解决方案、医用裸眼3D显示系统、智能化手术室整体解决方案及感控清洗、包装、灭菌监测类产品的研发、生产及销售。

巨鲨医疗在全球设有多个办事处及售后服务点,产品和解决方案已应用于全球 70 多个国家和地区,业务覆盖全球,服务全球 8 亿诊疗人群,拥有终端医院客户 4000 余家,其中三级以上医院 500 余家,拥有全国长期合作经销商伙伴 500 余家。

同时,巨鲨医用显示器也是唯一入选 2008 年奥运会医疗中心的国产医用显示诊断设备。根据第三方专业机构统计数据,2018 年巨鲨医用专业显示器在中国内地市场份额达到 62.9%,这也是本土医疗科技企业在全国能达到的几乎最高的市场份额。

巨鲨医疗自主研发、生产和制造的巨鲨牌医用显示器,具有一项填补国内空白的技术,它的诞生为国家节约了亿元以上的外汇资源,并加速国内医用信息化的进程,推动了中国医疗信息化的高速发展。其中,巨鲨医用显示器 82 寸超大屏幕会诊中心、一体化双屏及 8M 彩色显示器均为全球首推产品,在全球医学影像领域备受关注。目前,巨鲨医用显示器在中国内地的市场份额高达 50%。未来三年巨鲨医疗会在图像采集、内窥手术图像优化处理及争取内窥镜国产化方面加大研发力量。

巨鲨医疗 2013 年在全球独家发布了拥有国际专利技术的裸眼 3D 医用显示解决方案,几年来已应用于多家知名医疗机构。2015 年巨鲨又推出了一体化手术室解决方案和数字 X 光系列放射设备,在多个先进医疗设备专业领域不断有"领跑"产品推出。近几年,巨鲨已在医疗图像云平台、手术辅助机器人、大型放射设备、感控生物监测、电子监测判读等方向加大研发投入并获得显著的成效,不断为全球客户创造价值。

从 2010 年开始,巨鲨医疗全面布局以研发为主导的转型。目前拥有南京、上海、深圳三个研发中心,以及英国 Leeds 海外研发分部(中英合作)。巨鲨医疗拥有一支高端研发团队,团队成员包括一批中青年科学家、博士、硕士等科研人员,是国内在医疗专业领域中研发实力顶尖的一支高科技人才队伍。每年在研发方面的投入占年营业额 15% 以上。目前已申请国际和国内专有技术 700 余项,其中"一种对医学彩色和灰阶图像自动识别及校准的方法""一种控制显示器突出区域显示的实现方法""基因工程生物指示剂"等一批专利发明技术填补了专业领域的空白,解决了困扰医学界多年的难题。

3.3 人工智能(AI)在医疗健康领域的应用

3.3.1 AI 医疗的定义、内容与发展路径

IDC(国际数据公司)将人工智能(AI)定义为具备学习、推理和自我纠正能力的系统。系统可以通过多种方式包括语音、自然语言、图像、视频等与人类进行互动，从这种互动的过程中获得信息并提取为知识，建立起知识库，并采用机器学习方式建立预测模型，基于模型进行推理给出结果[6]。

人工智能是建立在大数据基础上的一系列技术和构成要素。人工智能有三大支柱：算法、算力和大数据[6]。这三大支柱的共同提升才促进了人工智能的爆发式发展。机器学习作为实现智能化的关键技术，可以分为传统的机器学习和深度学习。过去机器学习采用更多的是用传统的机器学习做简单的预测分析。现在，已经开始采用深度学习的方式，进行较为复杂的预测分析，以提高预测的准确率。

人工智能＋医疗可以解决当前我国医疗中的四大关键难题[7]：

(1) 医疗资源不足：中国每千人口执业医师数仅为 2.2；而欧美发达国家为 4。引入人工智能，可以减少不必要的人工时间消耗，提高诊疗效率。

(2) 医疗成本高：我国卫生总费用增速远超同期 GDP 增速。引入人工智能可以减少不合理的支出。

(3) 医生培养周期长：我国独立上岗医生培训周期长达 8 年；引入人工智能可以让医生快速地学习新的医疗方法，缩短培训周期，帮助医院更有效利用人力资源。

(4) 误诊率高：人工诊断的误诊率相对较高，例如美国首诊的误诊率大于 30％，中国基层医疗误诊率更高，至少在 50％。将人工智能应用到诊断过程，可以查询海量的医疗数据和相关文献，这样医生的诊疗过程将更为得心应手，诊疗过程也更为顺畅，从而降低误诊率。

人工智能在医疗领域主要应用在四大场景：医学影像、辅助诊断、健康管理和疾病预测(如图 3－16)[7]，推动医疗服务向个性化与规模化方向发展。

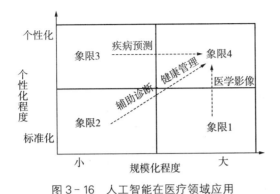

图 3-16　人工智能在医疗领域应用

3.3.2　AI 医疗的产业链与典型案例分析

技术应用 1：AI 影像——最成熟的应用领域[7]

AI 影像可以满足以下三个需求：

① 病灶识别与标注：当前运用人工智能可以在几秒内快速完成 10 万张以上的影像处理，同时可以提高诊断准确率。

② 靶区自动勾画与自适应放疗：有效节省时间，做到自适应放疗，同时有效减少射线对患者健康组织的伤害。

③ 影像三维重建：辅助医生快速、直观、精准地对病变体和周围组织进行术前分析。

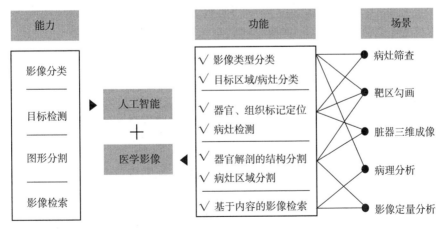

图 3-17　AI 影像应用

图片来源：上海交通大学人工智能研究院等，《中国人工智能医疗白皮书》，2019

　　国内已有超过百家企业将人工智能运用于医疗领域业务，人工智能医疗公司前十强中有 6 家涉足医学影像（如图 3 - 18）。

公司名称	所在领域	2018年营业收入（人民币）
依图科技	医学影像	5-8亿
零氪科技	医疗大数据	3-4亿
兰丁高科	医学影像	1-2亿
汇医慧影	医学影像	1-2亿
健康有益	健康管理	1-2亿
思派科技	医疗大数据	1-2亿
推想科技	医学影像	6000-8000万
深睿医疗	医学影像	3000-5000万
森亿智能	电子病历	3000-5000万
体素科技	医学影像	3000-5000万

图 3 - 18　2018 年人工智能医疗公司前十强的收入情况

图片来源：上海交通大学人工智能研究院等，《中国人工智能医疗白皮书》，2019

　　提供 AI 影像技术和服务的主要有以下国内外企业（表 3 - 1，表 3 - 2）：

公司名称	主要业务	接入医院	客户群体	近期融资
依图科技	care. aiTM 医疗智能全栈式产品解决方案，包括肺癌影像智能诊断系统、乳腺 X 线智能诊断系统、乳腺超声智能诊断系统等	已落地全国 100 多家三甲医院	潜在付费方有可能是保险公司、体检中心、药厂等，不过目前还在探索过程中	2018 年 3 月，D 轮，金额未知，估值 20 亿美元
兰丁高科	全自动智能化宫颈癌筛查系统、全自动数字（远程）病理细胞分析仪	截至 2018 年 6 月，已落地全国 400 多家医院	大中型医疗机构、基层医院、各级政府，收入主要来自设备投放和检测服务	2018 年 10 月，A＋轮，金额未知
汇医慧影	智慧影像云平台、数字智能胶片、肿瘤放疗云平台、大数据智能分析云平台以及影像智能筛查系统和人工智能诊断云平台	已经和国内 800 多家顶尖医院完成科研和临床合作，包含超过 200 家三甲医院和系列高端连锁医疗机构	产品销售是主要收入来源，如影像云系统向医院收费，电子胶片由患者买单	2018 年 11 月，战略投资，金额未知

续　表

公司名称	主要业务	接入医院	客户群体	近期融资
推想科技	人工智能精准医疗平台,智能X线辅助筛查产品和智能CT辅助筛查产品,肺部结节筛查切入	截至2018年2月统计,在复旦全国医院排行榜中排名前10的医院,已接入7家;排名前50的医院,已接入25家	医院	2018年11月,C1轮,金额未知
深睿医疗	本地智能辅助诊断系统、云端智能辅助诊断系统	合作医院数量近百家	医院、体检中心、第三方影像中心	2018年4月,B轮,1.5亿元
体素科技	肺癌诊断、眼底疾病检查、冠脉增强CT分析系统	合作医院数量为100多家	医院、体检中心、保险公司、影像器械生产商、医疗影像管理系统软件商	2017年9月,A+轮,1亿人民币

表3-1　提供AI影像技术和服务的主要国内企业

来源:上海交通大学人工智能研究院等,《中国人工智能医疗白皮书》,2019

公司名称	国家	主要业务	客户群体	近期融资
Zebra Medical Vision	以色列	基于云的放射性影像识别服务,应用涵盖识别骨质疏松、肺气肿、脂肪肝、冠状动脉钙化等疾病的病情	医院	2018年6月,C轮,3000万美元
Arterys	美国	4D血流分析软件	医院、MRI仪器制造商、医疗研究机构	2016年,A轮,1200万美元
Enlitic	美国	恶性肿瘤检测系统	医院和医疗科研机构	2015年,B轮,1000万美元

表3-2　提供AI影像技术和服务的主要国外企业

来源:上海交通大学人工智能研究院等,《中国人工智能医疗白皮书》,2019

案例:飞利浦AI＋医疗

2013年飞利浦把AI列入发展战略(如图3-19),每年投巨资用于软件开发,在产品和解决方案中已经产生成果。2018年,飞利浦CEO何国伟在

"全球人工智能产品应用博览会"上公布"AI 健康医疗"战略,并展示了飞利浦 AI 技术驱动的产品和解决方案,自此,人工智能已经渗透到飞利浦几乎所有的产品、业务和解决方案中。

飞利浦关于人工智能的具体落地应用,首先在 AI 影像这一块发力,将人工智能应用到医疗影像技术,形成辅助诊断模型,从而有效帮助医生实现精准诊断并根据患者情况进行个性化治疗。

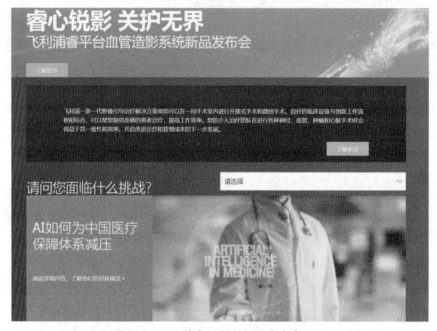

图 3-19　飞利浦 AI 相关新品发布会界面

在 2018 年全球人工智能产品应用博览会上,飞利浦首次展示"星云医学影像人工智能平台"(下文简称"星云影像平台")(如图 3-20)。

星云影像平台是一个 AI 影像诊断和科研平台,作为一个共享平台,已经获得 FDA(美国食品药品监督管理局)和 CFDA(中国国家食品药品监督管理总局)双认证。"星云影像平台"的运行模式为"开放式的本地创新生态系统",即飞利浦利用该平台与当地医疗机构合作,共同推动 AI 在医疗疾病领域的科研及应用。

"星云影像平台"从临床应用和科研两方面,分为"飞利浦星云三维影像后处理平台"(IntelliSpace Portal, ISP)和"飞利浦星云探索平台"(IntelliSpace Dis-

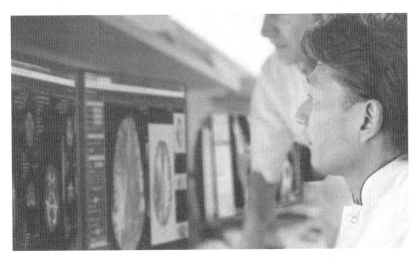

图3-20 飞利浦星云探索平台(ISD)助力医院科研创新

图片来源:健康界 https://www.cn-healthcare.com

covery,ISD)两个部分:

(1) ISP 临床影像诊断平台。

ISP 作为临床影像诊断平台,涵盖放射学的多个临床领域,包括心脏病学、神经学等,含有八十多项应用,能实现不同品牌、不同种类影像设备的图像融合,临床医生可以利用这些高级的可视化处理做出快速、准确的诊断决策,据此提出个性化治疗方案。

目前,飞利浦临床科学团队已经利用该平台支持包括瑞金医院、协和医院、盛京医院、天坛医院、华西医院等十多家三甲医院开展了肿瘤、神经领域医学影像研究,覆盖 CT/MR/PET 等多种成像模态,取得了良好的效果。

(2) ISD 科研及转化平台。

ISD 作为科研平台,采用开源架构,配备了强大的算法组件、开放式的人工智能平台、编程平台、数据库管理系统等专业的科研服务,包括肿瘤、心脏、神经三大研究模块。另外,ISD 还是一个拥有前瞻性人工智能框架的医学影像平台科技,这个人工智能框架可以参与到从人工智能模型训练到人工智能产品临床试用的过程。

ISD 不仅是一个拥有人工智能框架的医学影像平台科技,还可以调动第三方医疗科技公司进行平台共建,共同创新,实现科研成果向临床应用的快速转化。在此基础上，医院、研究型大学和创业公司等通过 ISD 的生态系统能够实现创新医疗方案。例如，飞利浦与广州中山大学下属的柏视医疗已经开展临床合作，将鼻咽癌放疗靶区规划算法在 ISD 中实现临床流程整合，缩短放疗规划时间的同时也确保了准确性。

技术应用 2：AI 辅助诊断[7]

AI 辅助诊断可以满足以下三大需求：

电子病历。传统电子病历系统难以满足病种数据专业化、病历输入简便化、病历数据结构化、基于病历的临床决策支持等需求。AI 可利用自然语言处理技术使病历语言标准化、结构化、统一化，关联单一病种相关数据，利用语音识别和语音合成来进行大量文本录入工作，最终达到辅助临床决策的目的。

导诊机器人（如图 3－21）。医院就诊高峰期人满为患时，患者需要及时的就医指导和分诊引导。导诊机器人可基于人脸识别、语音识别等人机交互技术，提供挂号、科室分布、就医流程指导、身份识别、数据分析、知识普及等服务。

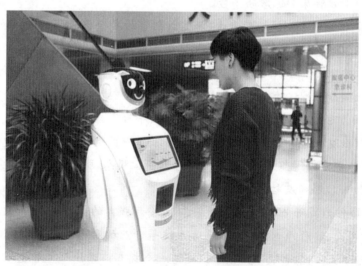

图 3－21　导诊机器人与到院就诊患者互动

虚拟助理。患者在线下问诊时需要了解疾病基本信息，这些内容高度重合的信息会占用医生相当多的时间，人工智能可基于大量历史问诊信息，帮助医生回复患者的问诊，从而节省医生的时间和精力（如表 3－3）。

表 3-3 AI 辅助诊断主要企业

区分领域	应用场景	公司名称	主要业务	接入医院	客户群体	近期融资
电子病例	病种专业化平台	索姆博识	博识医疗云(疾病专业化的云数据库和电子病历平台)、覆盖了肿瘤、血液、骨科、神经内科、神经外科、精神科、呼吸系统等几乎全部重大疾病	全国 400 余家三甲医院约超过 3000 个临床科室实现了落地应用,其中肿瘤相关科室超过 1400 个	三甲医院	2017 年 6 月A 轮数千万元
	智能语音录入	云知声	智能医疗语音录入系统、语音识别引擎针对医学数据库	20 多家三甲医院,还有约 40 家医院正处于试运行阶段	医院	2018 年 7 月C+轮6 亿元
	病历结构化处理	森亿智能	智能医疗语音录入系统、语音识别引擎针对医学数据库	20 多家三甲医院,还有约 40 家医院正处于试运行阶段	医院医疗IT企业保险、药企	2018 年 11 月B+轮1 亿元
	临床决策支持	零氪科技	HUBBLE 医疗大数据辅助决策系统	数家医院	医院	2018 年 7 月D 轮10 亿元
导诊机器人		科大讯飞	"晓医"机器人	数家医院	医院	已上市
虚拟助理		康夫子	问诊系统	/	医院、患者	2018 年 4 月A+轮数千万元

案例:百度医疗大脑[8]

在中国,医疗人工智能的发展是具有一定优势的。首先,中国人口众多,医疗数据十分充足,人工智能的应用是需要充足的数据的,因此,基础牢固。其次,中国的医疗市场足够大,这也为人工智能企业创新提供了动力。其中,在创业企业开始抢占市场的同时,包括 BAT(Baidu、Alibaba 和 Tencent)在内的互联网巨头以及包括 GPS(GE、Philips 和 Siemens)在内的传统医疗相关企业也纷纷开始了自己的布局。他们或是自主研发相关产品,或是通过投资并购的形式去深入产业。据健康点统计,目前共 27 家上市公司已在医疗人工智能领域有所动作。

以百度为代表的互联网巨头更倾向利用具有自身平台特点与优势的互联网技术来进行布局,推出了自己的人工智能+医疗解决方案。

2017 年 10 月,百度研究院大数据实验室研发出第一个落地产品"百度医疗大脑",目前,"百度医疗大脑"主要提供智能问诊服务,通过海量医疗数据进行人工智能化的产品设计，模拟医生问诊流程，依据用户症状提出可能出现的问题，并通过反复验证给出最终建议。在诊前阶段，通过"百度医疗大脑"的智能问诊信息，医生可以针对性地进行深入问诊，这个过程还可以帮助患者决定是否需要去医院，以及推荐合适的看病科室。在诊治过程中，医生可以通过"百度医疗大脑平台"搜索参考病例、相关医学文献为诊断提供依据，提高医生问诊效率，改善患者就诊体验。

"百度医疗大脑"作为人工智能在医疗上的应用，学习过程一般是：用户在问诊时，对应于医学上的同一个症状每个用户的描述都不尽相同，"百度医疗大脑"首先完成对用户描述的学习，通过聚类分析，对海量医学数据中就同一个症状多样化、差异化的口语化表达和医学文本信息进行归一化，识别用户症状，并借助深度学习将口语化描述与专业医疗知识对应。然后把这些症状联结成一个症状群，从这个症状群中发现可能的疾病，组成诊断群，再根据这个诊断群发出进一步的问诊，挖掘出更精确的症状群来调整诊断群，然后又是一次递归，直到没有新的诊断群或症状群出现而完成问诊。

百度大数据实验室正在积极推动部分国家试点社区医院和三甲医院合作使用"百度医疗大脑"，以获得专家的指导与帮助。"百度医疗大脑"目前能够覆盖近500种疾病，百度大数据实验室还在积极扩充。"百度医疗大脑"未来的计划是打造成一个开放的医疗智能平台。

技术应用3：AI健康管理[7]

AI健康管理可以解决医疗行业以下痛点问题：

传统健康管理中的智能穿戴设备没有解决数据关联性。可穿戴设备仅仅停留在数据提取、采集和趋势分析上，这种情况下，健康管理仅仅起到反馈和预测身体健康情况的作用，而不能提供健康解决方案。应用人工智能可以对海量健康数据进行读取分析，对医疗病历数据进行学习，此时的健康管理平台就如一个虚拟医生，能够根据用户的健康数据向用户提供健康解决方案。

从事健康管理领域的人员自身不够专业。当前健康管理人才绝大部分都是非医学背景，大多只是为了"营销性"的健康管理工作而考取相关证书，含金量不高，很少能够独立地为顾客制定一份解决问题的方案。人工智能开发的健康管理设备、平台等拥有专业性强、完整程度高的知识图谱，能够提供准确度高、专业性强的用户健康解决方案。

表 3-4　AI 健康管理主要企业

应用场景	公司名称	国家	成立时间	主要业务	近期融资
慢病管理	糖护科技	中国	2013 年	通过数据采集设备,利用人工智能进行决策,为用户提供个性化的健康管理建议。	2015 年 A 轮 数千万元
母婴管理	健康有益	中国	2014 年	覆盖 8 个省份数千家母婴店,通过婴幼儿肠道检测、叶酸检测等服务于自有平台及合作渠道,对孕期、产后和后母婴阶段的孕妇及婴幼儿营养素的摄入,针对母婴类产品的购买选择方面提供个体化建议。	2017 年 Pre-A 轮 数千万元人民币
精神健康管理	Ginger.lo	美国	2011 年	通过手机收集用户数据来建模分析用户行为与心理之间的关系。	2015 年 B 轮 2000 万美元
人口健康管理	Welltok	美国	2009 年	采用 SAAS 的服务模式,开发 CateWell 健康优化平台,基于所有影响个体健康的变量因素,设计个性化的解决方案。	总共融资 2.52 亿美元

案例:AI 健康管理企业——"健康有益"[9]

随着 AI 升级为国家战略,AI 逐渐渗入医疗健康行业。相对于以往一对一的健康管理服务,这种智慧医疗模式下的一对多服务模式,更加高效,且可复制,人工智能成为提高效率的手段之一。

"健康有益"成立于 2014 年 9 月,专注于人工智能在健康医疗领域的技术创新,是技术先进的 AI+健康医疗产品及服务提供商。人工智能产业链一般来说划分为三个层次,分别是底层的基础层、中间的技术层和上层的应用层。"健康有益"是介于技术层和应用层之间的公司,为医疗健康领域提供 AI 垂直应用,它主要有三大产品和服务:

首先是健康医疗 AI 技术开放平台 Health AI。这个平台囊括所有的 AI 技能,目前已覆盖了 150 多家企业,通过企业的应用,覆盖超过 3 亿用户,后台的调取数据量已超过 11 亿次,并且数据正在快速增长中。

其次是线下健康管理智能空间。基于现在所有的技术、产品及服务并整合其合作方各类资源纳入方案,搭建线下健康管理智能空间,以便于线下环节落地。

除此以外,还提供实体产品及服务。因为"健康有益"的 B2B2C 模式覆盖了大量的 C 端用户,在平时的生活中,这些用户产生了各种各样的健康医疗需求，所以"健康有益"为 C 端用户提供包括生活方式管理、饮食、运动等方面的实体产品和健康服务并将其嵌入所有的开放式平台。

面向广阔的 B 端市场、不同类型的健康服务智能升级需求，"健康有益"的 Health AI 开放平台会提供基于健康医疗需求的 AI 产品服务、人工智能操作系统 Health OS、机器人系统 Health RT、管理系统 Health System、专业内容 Health Content、智能硬件等赋能产品及服务。

其中，Health AI 的 AI 产品服务，提供智能问答、食物识别、表情识别、人体三维重建、姿态矫正、饮食记录、医疗问诊、智能导诊等百余项技能，全行业的合作伙伴均可通过 SDK、API、H5 等方式直接调取。目前，其已经为华为、小米、京东、OPPO 等各头部企业输出 AI 技能。

Health OS 则可为家用医疗设备、可穿戴设备等硬件产品，比如血压计、血糖仪等家用医疗设备，或者各类智能家居、智能家电产品等等，进行健康管理的智能化升级。

Health RT 系统让服务型机器人通过多模态的人机交互方式，具备健康医疗服务能力。尽管国内的机器人本体通常拥有连贯的运动和意识能力，但要想实现具备引导消费、医疗健康管理等服务能力，就需要 AI 赋能。目前，"健康有益"与康力优蓝、众德等中国头部机器人企业，以及中关村双创服务机器人创始人联盟（Robot Funder Club）均有合作，搭载 Health RT 系统的机器人，可变身为一台能输出健康管理或医疗服务的机器人。

Health System 可以面向全场景，实现健康信息串联与健康方案输出，有效连接用户端、管理端、云平台，实现全场景整体解决方案。对于智能化程度不高的领域，比如体检机构、养老中心、地产社区等传统服务终端，一方面为软硬件设备做健康管理方面的智能升级，另一方面通过系统将场景内所有智能化设备进行串联。目前 Health System 已经落地上海两个养老社区项目，每个项目拥有覆盖 20 个社区左右的规模。

技术应用 4：AI 疾病预测[7]

AI 疾病预测可以解决以下医疗行业痛点问题：

基因组数据量庞大，人工试验耗时耗力。一个人有 1014 亿个细胞，每个细胞携带的基因数是 6×109。面对如此庞大的信息量，人工智能将充分发挥深度学习的优势，精确而又迅速地进行数据分析，为癌症诊断和治疗提供必要的信息。

传统基因测序耗费成本巨大。传统基因测序成本介于 1000 万至 5000 万美元之间，而随着人工智能在这方面的应用，基因测序的价格迅速下降，检测的便捷性也提高了。

基因测序诊断分析各阶段的通用算法效果不佳，准确率低。基因测序诊断分析一般要经过诸多的通用算法。但是由于基因种类太多，这些通用算法的分析过程变得十分冗杂，准确率较低，而以人工智能为基础的基因分析技术，能够实现很高的准确率。

尽管 AI＋医疗有巨大应用前景与市场，但是 AI 医疗发展本身存在痛点，这也正是未来发展的机遇（表 3-5）：

表 3-5　AI＋医疗发展的痛点与机遇

	痛点	机遇
人才方面	AI 人才严重紧缺，尤其 AI＋医疗更是人才匮乏	AI＋医疗的复合型人才培养；医生 AI 技能与理念的提升
	AI＋医疗的人才成本高昂，人员外流倾向严重	提供更好的人才政策环境，吸引高端人才
大数据方面	大数据所有权尚不明确	/
	大数据安全要求高	使用区块链等技术，创新数据安全技术
	大数据标准不统一	制定和推广标准，促进数据互通互联
产品方面	当前国内 AI 企业获得三类医疗器械注册证的数量为零，须通过临床试验，耗时较长	加强临床试验能力建设
	标准数据库建立难，难以检测 AI 产品的稳健性	参与标准制定

3.4　3D 打印在医疗健康领域的应用

3.4.1　3D 打印的定义、内容与发展路径

（1）3D 打印。

3D 打印是以数字模型为基础，将材料逐层堆积制造出实体物品的新兴制造技术，该技术尤其适合制造定制化、轻量化的零部件。3D 打印技术将持续促进定制化经济的快速发展。[10]

表 3-6　3D 打印的优缺点

3D 打印的优势	3D 打印的缺点
(1) 可以制造形状复杂的零部件 (2) 产品多样化 (3) 不需要组装 (4) 交付及时 (5) 设计空间较随性 (6) 不需要学习复杂技能 (7) 减少原料浪费	(1) 得到的零部件力学性能不稳定 (2) 标准产品的 3D 打印的规模效益不如传统的加工方式 (3) 当前可用的原材料种类仍然有限 (4) 3D 打印在加工精度、表面粗糙度、加工效率等方面与传统的精密加工技术相比，还存在差距

　　根据 Wohlers Associates 发布的数据显示，2013 年全球 3D 打印行业总产值为 30.3 亿美元，2018 年达到了 96.8 亿美元，5 年间的复合增速达 26.1％；到 2020 年、2022 年、2024 年，全球 3D 打印行业总产值将分别有望达到 158 亿美元、239 亿美元、356 亿美元。2013 年国内 3D 打印产业规模仅 3.2 亿美元，2018 年规模达 23.6 亿美元，5 年的复合增速达49.1％；预计到 2023 年，我国 3D 打印行业总收入将超过 100 亿美元。(如图 3-22)

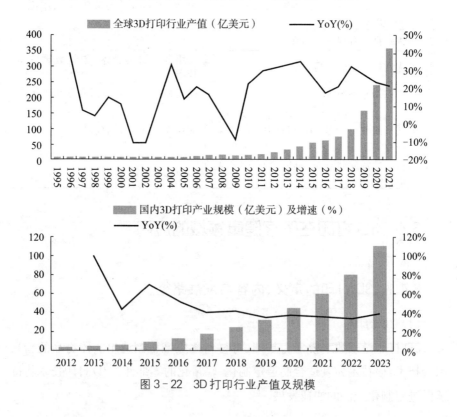

图 3-22　3D 打印行业产值及规模

经过 30 多年的发展,3D 打印行业已经形成一条比较完成的产业链,逐渐从导入阶段向成长阶段发展。近年来 3D 打印行业规模保持高速增长,预计未来几年仍将快速增长。[10]

(2) 3D 打印＋医疗。

3D 打印的主要应用领域有:工业机械、航空航天、汽车、消费电子、医疗、建筑等。3D 打印在医疗领域都得天独厚的优势。目前 3D 打印义肢技术已经非常成熟,并得到了广泛应用。

3D 打印在口腔颌面外科领域的应用意义重大,例如传统上需要经验丰富的牙科医生耗费长时间来制作牙齿模型,而用 3D 打印技术,可以快速且低成本地打印出模型。

虽然目前出现的 3D 打印器官并不是功能完整、结构完整的器官,但是它们在药物筛选测试、疾病的研究领域已经开始发挥作用。研究者们对 3D 打印器官的前景也十分看好,虽然要实现真正功能健全、可移植的 3D 打印器官,至少需要 10 年的时间,但是一旦技术能够变为现实,带来的变革将是革命性的,不仅可以降低复杂手术的风险,而且器官也成为可大批量生产的产品,能够解决活体器官短缺的问题。

我国在将 3D 打印应用在手术方面也取得了技术性的突破。2018 年 4 月,南京医科大学二附院心血管中心就利用 3D 打印心脏的技术,复制了一位心脏病患者的心脏,发现了其心脏中复杂的血管构造,据此模拟不同的手术手段,最终制定出了最合适的手术方案,大大提高了手术成功率,降低了风险;另一方面,通过对手术过程的重复性模拟,医生们操作熟练度也大幅度增加,从而缩短了手术时间,减少了患者的痛苦。

3.4.2　3D 打印＋医疗的市场与典型案例分析

据 SmarTech 统计,全球骨科 3D 打印医疗市场规模逐渐扩大,预计全球骨科 3D 打印医疗市场将于 2024 年增长至 96.39 亿美元,其中 3D 打印植入物市场规模将达到 81.2 亿美元。

3D 打印在牙科的应用[11]:

牙科产品加工领域是 3D 打印技术发展的重要推动力量,牙科产品对小批量定制化的需求,为 3D 打印技术提供了良好的应用基础。3D 打印和扫描技术使牙科朝着数字化的方向发展,不需要通过咬合模具来留印,而是通过扫描获得患者的牙齿解剖结构,然后用 3D 打印制作牙科模型,整个制作过程变得既简单又高效。(如图 3-23)

上游	中游	下游
原材料	打印设备和服务	牙科 骨科 康复医疗

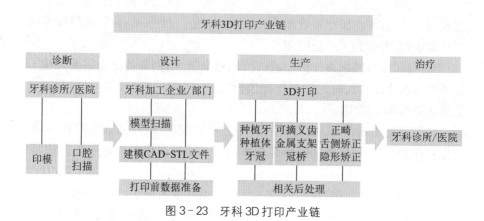

图 3-23　牙科 3D 打印产业链

正是由于 3D 打印对牙科行业所具有的这些特殊意义，近年来牙科行业不仅是 3D 打印企业积累竞争的高地，也受到了老牌口腔企业和高端口腔诊所的重视，例如：贝格、士卓曼、普兰梅卡、3M 等著名口腔产品制造商申请了大量 3D 打印专利，有的企业已推出了 3D 打印相关的解决方案。

目前已成熟的牙科 3D 打印领域[12]：

①　种植导航模板：3D 技术下的种植导航模板，能够精确捕捉可植体位置和方向，从而确保种植的顺利进行，成本效益大幅度提高，减少周转时间，为牙医开创了许多新的工作机会。

奥地利的口腔种植学家 Mario Kern 博士开发了创建金属 3D 打印种植牙基台的专利工艺——扩展解剖平台（EAP）工艺。这种工艺采用的种植牙基台加工方法是 GE Additive 的牙科混合技术，该技术结合了金属 3D 打印和 CNC 铣削，结合了增材制造和铣削技术的优势，可以最大限度地利用两种制造技术。

②　牙齿模型：得益于高清摄像头、全新 LED 技术，牙模扫描精确且快速，纹理扫描能够增强表面细节的可视性，能够捕获表示不同设计细节的彩色标记。

口腔设备制造商普兰梅卡将 3D 打印设备的速度进行了提升，推出了全新 3D 打印设备 Planmeca Creo™ C5,该设备的定位是牙科诊所椅旁口腔数字化加工技术。这台设备具有较高自动化水平,预编程和优化的材料参数以及自动嵌套功能将确保每次都能获得可预测的高质量 3D 打印结果。普兰梅卡作为一个同时拥有口腔影像设备、设计软件和加工设备的老牌综合性口腔产品供应商,最具竞争力的优势不在于推出 3D 打印设备,而在于能够将其 3D 打印技术作为数字化加工的一个环节,融入从口腔诊断到口腔产品设计、加工的完整口腔数字化流程中。

③ 义齿:使用特定的 CAD 软件可以实现义齿三维打印设计,当前的三维解决方案已经可以确保口腔与义齿完美匹配,从而可以实现具备完美密合性的义齿的高效加工。即便遇到复杂的临床案例,也可以实现功能和美学的最佳效果。

传统的义齿制造是一项复杂的手工技艺,培养熟练掌握这一技术的牙科技术人员周期很长。Formlabs 针对这项应用推出了数字化解决方案 Formlabs 数字义齿(Digital Dentures),希望以高效、经济的 3D 打印义齿解决方案来扩大义齿的生产量。根据 Formlabs 的计算结果,3D 打印全口义齿的材料成本约为每件 10 美元,而使用传统义齿卡和丙烯酸的成本则为 50 美元。

3D 打印独角兽企业 Carbon 有一款用于制造义齿的树脂材料 Dentsply Premium。在口腔加工数字化趋势下,将牙科 3D 打印设备与牙科诊所和技工所的数字化扫描设备、设计系统进行衔接,打造自动化工作流程尤为重要。Carbon 最近对软件进行了升级,目的是优化自动化工作流程,并实现牙科产品加工的可追溯性。Carbon 的工作流程可以和牙科诊所、机工所常用的 CAD/CAM 系统相兼容,例如 3Shape,exocad 和 AvaDent。

④ 正畸产品:运用具备成本效益的常用矫治器 CAD 设计软件,3D 打印技术可以轻松定制所有类型的矫治器,在矫治器上还可根据不同患者的特点,创建恒定量的偏移、添加 ID 标签以便于进行身份识别。这种个性化的设计将给患者带来难忘的就医体验。

BEGO(贝格)的最新技术亮点是其推出的用于制造长期牙冠的 3D 打印材料 VarseoSmile Crown。这是 BEGO 研制的第一款用于制造永久性单冠、嵌体的 3D 打印材料,是一种陶瓷填充混合材料。BEGO 还与合作伙伴

Nexa3D 推出了大型牙科 3D 打印设备 Varseo XL，BEGO 表示，与同类设备相比，这款设备的打印面积和打印速度都有显著提升。凭借这些功能，BEGO 将该系统称为"最具生产力和经济性的牙科 3D 打印机"。

口腔产品制造商 Keystone 和 Carbon 合作优化了的 KeySplint Soft™ 3D 打印树脂。该材料可用于牙齿夜间防护装置和咬合夹板的直接制造。

3D 打印最为显著的优势是可以进行大规模生产，并缩短产品制造时间。Align Technology，Dentsply Sirona 和 3M 等公司一直在努力寻求利用 3D 打印技术进行大规模制造的方案。

Align Technology 拥有第一个与个人大规模定制相关的专利 US6976627，该专利是利用嵌在 3D 打印物件上的三维条形码来识别零件信息。这些三维条形码信息代表相应的三维数据，CCD 摄像头可以读取条形码以获取相关 3D 模型信息，从而可以在需要时制造出新的 3D 打印零件。Align Technology 采用大规模定制技术以打造规模更大的医疗设备。

Dentsply Sirona 在 2016 年也提交了对专利 WO2016187155A1 的申请，预示着将现有的 3D 打印速度提升到另一层次。该专利公开了其 3D 打印的方法，该方法省略了一个步骤——无须额外的射线来阻止固化液体与液槽底部的透明窗口分离，即可进行下一步的打印。此种 3D 打印采用数字光处理、立体光刻和光照技术。该专利有助于提高 3D 打印机的效率。

未来行业重点在于如何通过 3D 打印技术大规模生产终端用产品，并全面提升产品质量。行业内各公司都在寻求缩短制造时间、增加机械强度、提高制造精度等问题的解决方案，以确保终端用产品具有最佳质量。

3D 打印相关的上市公司①

先临三维

基本信息：专注 3D 数字化与 3D 打印技术自主研发，提供数字化、定制化、智能化的"3D 数字化—智能设计—3D 打印"智能制造完整解决方案，应用于高端制造、精准医疗、定制消费和启智教育等四大领域，致力于成为在全球具有影响力的 3D 打印技术企业。

---

① 案例来源：根据年报、公司新闻等公开资料整理。

其中,精准医疗以面向牙科为主,而定制消费是指个性化消费品的设计与直接制造。

优势

(1) 技术优势。

公司现已拥有 3D 数字化和 3D 打印设备两大核心产品线,具有坚实的基础来制定解决方案,且公司为国家高新技术企业,建有省级企业研究院。

(2) 人才优势。

公司自成立以来一直致力于 3D 打印领域技术研发,在发展过程中培养了一批优秀的、复合型技术和管理人才,人才优势十分显著。

(3) 产品及服务优势。

公司拥有完整的产品线和服务体系,公司拥有多款自主三维扫描与 3D 打印设备产品。

缺点:

(1) 3D 打印行业的核心器件受制于人。高光束质量激光器、大功率激光扫描振镜等精密光学器件依赖进口,如果上述核心器件受出口国贸易禁用、管制等因素影响,那么公司将无法按需及时采购,且无法及时采取替代方案,可能会影响公司的生产经营。

(2) 技术产业化风险。先临三维对研发投入的力度很大。但这种高投入也面临一定风险。目前 3D 打印技术还处于发展阶段,产业化应用尚待普及,公司投入研发的大额资金可能无法带来经济效益,相关技术存在不能实现产业化的风险。

(3) 先临三维通过多笔并购扩张业务版图,但子公司业绩多数不及预期,旗下 26 家控股子公司 2018 年处于亏损状态,仅 7 家盈利,且大部分为盈亏平衡。

蓝光发展

主要业务:

(1) 地产:提供物业服务和以住宅地产开发业务为核心,不断完善五大产品系,打造高度协同的多元化产业生态链。同时与金融领域建立合作关系,打造高度协同的投融一体化运行机制,积极推动地产的基金化和证券化。

(2) 健康:(1) 3D 生物打印:建立了包括医疗影像云平台、生物墨汁、3D 生物打印机和打印后处理系统四大核心技术体系。(2) 制药:药品及医疗器械研发、药品营销。

从 2019 半年报的篇幅和收入构成来看,蓝光发展主要将精力放在房地产业务,该业务收入占总收入将近 90%。虽然医疗和 3D 生物打印业务的毛利率最高,但其收入只占总收入的 3%。

爱康医疗

基本信息:是中国第一家将 3D 打印应用于骨科植入物领域的医疗器械公司。

主要业务:

(1) 3D 打印产品业务:3D 打印骨科产品,如髋臼杯及补块、椎间脊柱融合器以及人工椎体。除产品外,公司亦向客户提供个性化的 3D 精确构建技术(3D ACT)解决方案,该方案为集团自行研发并于 2014 年 7 月推出,以帮助外科医生模拟和规划手术,实现手术预期,达到精准手术的目的。

(2) 髋膝关节产品业务:为客户和病患提供全产品线的骨关节产品,包括适用于初次、复杂、翻修以及重建手术的髋、膝关节植入物及工具。

(3) 分销第三方骨科产品。

优势:是国内唯一一家获得药监局 3D 打印植入物注册证的公司,在时间上具备了很大的先发优势。

缺点:溢价能力低。爱康医疗的骨关节植入物国内销量第一,且技术研发比例高,但其产品在市场的溢价却不高,其产品和国内同类产品价格差异不大。

3.5 其他面向未来的技术

3.5.1 混合现实技术(MR)

混合现实技术是继虚拟现实技术、增强现实技术之后,出现的全新数字全息影像技术(如图 3-24)。3D 全息图像可以 1∶1 的比例和患者身体进行重叠,类似于观察透明人。运用混合现实技术不仅能看穿人的骨骼,透视肌肉、血管,甚至可以查看病变的心脏、乳腺等器官组织。目前,观看立体影像时,医生可任意旋转、放大每一个细节。

混合现实技术已在神经外科、肝胆外科、耳鼻喉科等多个学科应用。利用混合现实技术获取 CT 等数据后,仅需等待 5 至 10 分钟即可观察图像,这对急诊和创伤等时效性很强的医学诊断和治疗来说,意义非凡。

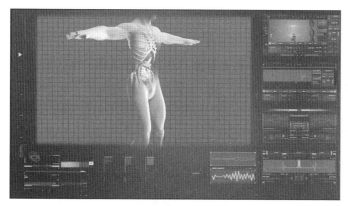

图3-24　混合现实技术（MR）

混合现实技术对于远程会诊手术也意义非凡。传统的远程会诊手术只能依靠视频、语音通话、电脑截图等提供一些二维信息，而混合现实技术让远程专家可以通过实时、全息、立体的方式进行"面对面"沟通和指导。

3.5.2　病房"床边服务"（Bedside Service）系列技术

医疗物联网（IoMT）能够串联护理站、移动装置与远程管理，实现智能病房临床管理。通过对病房医疗信息系统加以整合，并配合物联网的通讯功能，让医护人员不用随时在病患身边，也能提供实时服务。

非接触式智能监护系统（如图3-25）包括：脉搏血氧仪、无线红外耳温枪、无线血压仪等设备。可以实现离床警报，风险早发现。

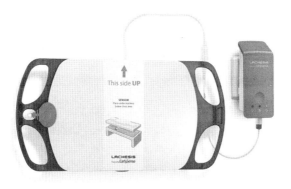

图3-25　非接触式智能监护系统产品范例

图片来源：深圳市联新移动医疗科技有限公司官网http://www.lachesis-mh.cn/ProductionDetails

中央生理定位监视系统,可自动定位病患位置,并将病患的生命征象自动上传至医院数据库。

数字床头卡(如图 3-26),则是取代传统的压克力插纸卡,可用信息系统轻松管理病患数据。系统同时配有通话系统,病房区的每位医护人员,都可透过手机上的跨平台通讯系统,第一时间掌握病患的状况。患者信息实时更新,便捷查看,一键呼叫,及时响应。

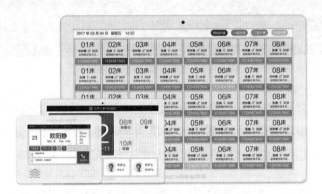

图 3-26 智能床头卡系统范例

图片来源:深圳市联新移动医疗科技有限公司官网 http://www.lachesis-mh.cn/ProductionDetails

全闭环智能输液管理系统(如图 3-27),可以判别点滴规格,计算剩余时间,提供终了提醒和异常警示功能,病患可在无家属陪同情况下安心休息并提升注射过程的安全性。

全闭环智能输液管理系统-CIMS

点滴安全,精心打造

安全 · 高效 · 精准 · 智能

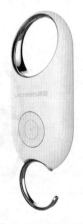

图 3-27 全闭环智能输液管理系统范例

图片来源:深圳市联新移动医疗科技有限公司官网 http://www.lachesis-mh.cn/ProductionDetails

参考文献

［1］广证恒生证券研究报告.伴随诊断借靶向治疗东风,促精准医疗之势［R］.2018

［2］基业长青经济研究院.精准医疗的金钥匙——2019 年分子诊断投资策略［R］.2019

［3］互联网医疗健康产业联盟.5G 时代智慧医疗健康白皮书［R］.2019

［4］投中研究院.把握 5G,场景制胜——中国 5G 产业发展与投资报告［R］.2019

［5］面向医疗行业的安全白皮书［R］.2019

［6］国际数据公司(IDC).2019—2020 中国人工智能计算力发展评估报告［R］.2019

［7］上海交通大学人工智能研究院等.中国人工智能医疗白皮书［R］.2019

［8］智为健康.中国医疗人工智能产业报告［R］.2018

［9］李艳瑜.输出 118 项 AI 产品服务,健康有益如何以 AI 技术开放平台,覆盖超过 3 亿用户［OL］.动脉网,2019 - 01 - 16

［10］平安证券.3D 打印产业链全景图［R］.2019

［11］3D 科学谷.3D 打印与模具行业白皮书 2.0［R］.2019

［12］徐步光,李丹荣,宁锐剑.3D 打印技术在口腔种植领域的应用及对牙科工业发展的革命性影响［J］.中国医疗器械信息,2015(8):13~18

第四章 面向未来的医疗服务 创新的挑战和趋势

上章我们分析了医疗技术创新的现状与趋势,然而单独技术本身不能直接作用于患者,而是需要通过服务共同传递价值。好的服务可以直接带来效益,如德勤的调研结果显示,满意度评级为"优"的医院比评级为"中等"的医院,财务收益多444美元每人每天。[1]而德勤的中国医疗服务调查结果显示:

- 47%的患者认为公立医院的服务并不以病患为本;
- 32%的患者认为目前公立医院的医疗服务不能满足他们的需求;
- 45%的患者认为等待治疗的时间太长。

在大多数行业中,由于技术创新的速度越来越快,产品的生命周期不断缩短,同一行业中的组织很难在产品质量和价格上形成长期的竞争优势,因此纷纷将竞争的重点转移到服务,服务被作为商品进行生产和交换。随着产品同质化越来越严重,越来越多的组织依靠服务创新来获得新的竞争优势,增强和扩大企业的核心竞争力。

无论是在实践中,还是学术界研究,都发现服务创新能够从三个方面帮助组织创造价值:1)战略机会。组织可以通过服务创新获取战略机会,是因为服务创新可以获得差异化的竞争战略,有效地创造差异化优势。[2]如果制造组织与他们的顾客共同合作进行服务创新,[4]还可以形成一种资源屏障,[8]直接或间接地帮助组织建立"进入壁垒"。2)财务机会,是指组织可以通过对产品的整个生命周期提供创新服务,为组织扩大收益来源。[9]同时,产品的销售通常是一次性交易,而服务能够产生一个循环模式,使制造组织获得定期的稳定收入,从而应对不利的经济循环周期。[10]3)市场机会。是指组织通过服务创新可以增加产品供给、扩大销售规模。同时,良好的服务有助于制造组织与消费者建立持久的联系,[8]实现持续盈利。[10]

那么如何进行服务创新呢?我们认为可以从两个维度来进行:一是提

供更加多元化或者更完整的服务,满足顾客的多样化需求;二是与顾客建立起长期的关系,从一次性的交易关系转变为长期的伙伴关系,满足顾客个性化服务的需求。(见图 4-1)

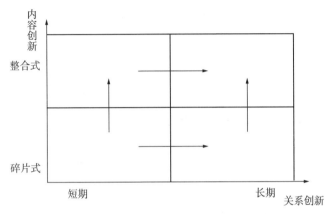

图4-1 如何进行服务创新的理论框架图

服务创新同样在医疗领域不断上演。实际上,高水平的医疗技术只是创造顾客价值的一个方面,还需要高价值的医疗服务配合,才能共同创造出较高的顾客获得感(见图 4-2)。因此很多医疗服务提供机构也在进行服务创新,希望通过此方法为顾客提供价值。

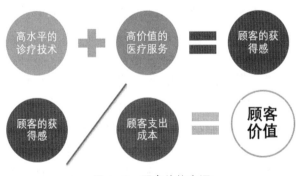

图4-2 顾客价值来源

医院总是拿一些测量出来的临床结果去和其他医院比较,通过这样的对比来确定最好的临床实践。然而大多数病人却不这样想。他们脑子里想象着一个人该如何被对待,而这恰恰成为他们评价体验好坏的标准。

4.1 医疗服务创新的内涵

案例:医疗服务创新①

贾斯珀纪念医院和医疗健康中心(简称"贾斯珀医院"),成立于1951年,是一家提供住院和门诊治疗的普通医疗护理及急症服务的社区医院,自美国医疗保险和医疗补助服务中心发布评级以来,贾斯珀医院住院治疗质量一直保持五星级评级,同时一直保持盈利。

服务创新实践:

中心特有的组织文化,聚焦于"主动积极的关怀",将使命、愿景和核心价值观自上而下地贯彻于整个中心。并通过新员工培训和各种论坛来强化这种文化建设。鼓励员工、医疗服务提供商、患者和其他客户之间进行坦诚的沟通,整体的服务充满了人文关怀。

中心采用信息技术手段,收集市场情报(比如川文医疗数据分析公司、克里木逊数据分析公司的数据,美国医疗服务提供者和医院消费者评估以及其他患者调查)。并借助中心官方网站和多样化社交媒体工具拓展服务范围。

中心的战略规划流程整合了来自员工、客户和其他关键利益相关方的意见和反馈。所有高层领导、董事会成员和医生代表都要参加为期一天的工作会议,对各项信息(包括季度业务回顾数据、从利益相关方会议中收集的信息、最佳实践分析研究)进行梳理讨论。

尽管服务创新会带来种种好处,但是由于服务的无形性、同时性、易逝性特征,服务创新并不同于技术创新[11]。对于服务创新与技术创新的关系,目前有三种看法:① 强调新技术的应用对服务创新的影响,如信息技术的发展促进服务内容和方式的重大改进;② 认为服务创新完全不同于技术创新,针对特定服务行业中服务特性进行不同的创新研究;③ 随着技术和服务之间的界限越来越模糊,传统的技术—服务二分法被打破,在服务创新研究中将服务和技术视为具有共同功能和性质的对象进行统一研究。[12]这种整合

---

① 案例来源:王为人,《2018年美国波多里奇国家质量奖获奖组织介绍(二)贾斯珀纪念医院和医疗健康中心(医疗卫生类)》,载《中国质量》,2019

不同层级的医务人员之间也进行紧密的对接，提高协作效率。四是通过信息共享的方式，将集团内部不同层级医疗机构进行整合。五是规范化和现代化集团管理。恺撒集团建立起十分严格的质量监控体系，保证医疗质量和医疗安全。

英国国家医疗服务体系（NHS）是英国整合医疗和福利制度的代表。NHS由各级公立医院、社区医院和各类诊所和养老院等基本单位组成。NHS把医疗、预防、保健等进行整合，它最大的特点是通过三个层级的分级诊疗实现了不同层级医疗资源和服务的整合。其中，一级诊疗由全科医生和家庭诊所提供，主要针对常见病和轻微病症人群；二级诊疗服务由地区性综合医院提供，主要针对重、急症患者提供专业的医护和手术服务；三级诊疗的服务主要解决专科领域的疑难医疗问题，由专科医院和教学医院提供。这种方式合理整合了市场资源，并且在同类医疗机构间建立了横向整合，提高了健康管理的效率。

德国采用区域性、整合化的公共合同型模式。德国公共合同型模式比较完善，有效地解决了国民的就医问题，在全球范围内也享有较高的声誉。一是严格执行区域医院规划，明确区域内各医疗机构的功能定位。二是实现政府主导与市场调节的高效配合，在保证医疗服务公平和可及的同时，优化医疗资源配置。三是实行转诊制，促进医疗服务分级。

新加坡采用公司化、市场化的医疗集团模式。新加坡通过组建"新加坡保健服务集团"和"国立健保集团"两大医疗集团，促进专科医疗服务之间能够进行更好的分工并建立有效的转诊制度。

日本采用区域化、合作化的自上而下的合作协作模式。日本在构建基本型医疗服务方面主要有以下几个措施：一是家庭医生与全科医生密切合作，实现从疾病预防、日常保健到疾病治疗和康复的包括早期发现、早期诊断、早期治疗和康复在内的医疗保健体系。家庭医生的工作除了包括对患者的身心护理、对家属的指导及在生活方面的帮助外，还包括与各个系统的专科医生密切协作和进行适当的会诊。二是建立以医疗机构分类和医院病床功能分化为主的医疗服务职能分工合作模式。为了遵循这种模式，日本以地区需求为中心对医疗机构进行功能分化，规定了不同功能床位的患者、医生、护士、药剂师人数配比。

我国采用的是医联体的模式，主要包括：城市组建医疗集团，县域组建医疗共同体、跨区域组建专科联盟，边远贫困地区发展远程医疗协作网、跨区域委托管理模式。医联体的形式在一定程度上提高了医疗服务效率，满足了服务对象多样化和个性化的健康需求，但是也存在信息共享平台建设不完善、利益分配机制不明确等问题。目前我国绝大部分地区医联体模式均以松散型为主，即各医疗机构之间在合作协议的基础上，在业务、技术、培训方面开展交流与协作，但并不涉及利益分配和资产重组，联合水平较低。这种模式一定程度上有助于大型医疗机构带动基层医疗卫生机构医疗服务水平的提升，但是仍然没有解决合作方之间在利益分配机制、医保政策参与以及行政管理体制等方面存在的问题。

在松散型医联体中，医疗机构之间不合理的竞争格局削弱了医联体的分级诊疗作用。各级医疗机构之间的职责和分工比较模糊，导致各成员方之间缺乏明晰的利益分配机制，各级参与主体仍然处于"逐利"和"博弈"的利益争夺格局之中。由于患者的就诊数量会直接影响医疗机构的经济收益，因而一方就诊数量的增加，势必会减少其他成员的收益，各成员之间的利益冲突不可避免。在这种情况下，作为参与主体的各医疗机构之间往往是竞争大于合作，对患者的转诊也是上转容易下转难，从而又一次加剧患者不断向大型医院集中的恶性循环。

从医保政策的运行来看，现行医保支付方式进一步弱化了松散型医联体成员间的分工合作关系。由于当前社会医疗保险政策与医联体的联动机制尚未明晰，医保政策难以提供有效的政策管理手段，且各层级医疗服务机构在报销时将首诊、转诊等诸多因素从中分离，细化程度不够，给医联体内患者转诊带来诸多不便。按照现行的医保运行机制，我国主要采用总额预付的医保支付方式，这就导致一旦医保总额指标用完，各成员之间就存在相互推诿病人的可能。

虽然典型国家整合型医疗服务的模式不一，但其整合理念和目标基本相同。各种模式的理念都是以人为出发点，更好地满足群众健康需求；其核心目的是通过提供协调的、连续的卫生服务解决医疗服务的可及性和完整性，弥合碎片化的医疗服务体系。

（3）预防医疗服务模式。

接下来是基于全生命周期的预防医疗。提供的不仅是医疗服务，而是健康管理服务。健康管理服务提供者与顾客（不是患者）建立长期的关系，通过搜集、分析、计算个体的健康医疗大数据信息（如基金数据、社交网络数据、行为数据等）技术手段，为顾客制定个性化健康管理方案，最大可能地帮助顾客保持健康。而同时服务提供方也可以从顾客健康中获利，而不是从顾客疾病中获利。

4.2　面向未来的体验式医疗

在第 2 章，我们描述了四种不同的经济类型：农业经济、产品经济和服务经济这三种经济类型都是我们经常遇到的，更容易理解。那么，如何理解"体验"一词呢？尤其是如何理解医疗也会变成一种体验呢？

我们先看看其他行业是如何创造体验的。最为人称道的体验，莫过于迪士尼乐园。

案例：崇尚顾客体验的迪士尼乐园

当今的迪士尼已经将业务范围扩展到手表、箱包等多个领域，并取得了丰硕的商业价值。今天的迪士尼，市值 1540 亿美元，已经从一个普通的影视制作公司发展成为一个涵盖影视、电视、主题公园、消费品和服务的巨大的商业帝国。

在 1995 年，华特建立了迪士尼乐园，开启了迪士尼公司的不朽传奇。迪士尼把游乐变成一种超越现实的戏剧式体验，当客人进入迪士尼乐园，就如同进入了一个充满想象和乐趣的虚幻天地，在迪士尼这种体验模式下，所聘用的员工会认识到他们的工作是利用所扮演的角色给顾客提供尽可能好的体验，例如，迪士尼停车服务员问候每位宾客的方式并不相同，他们会根据宾客的车牌或体育徽标说一些有关宾客城市的事并做出评论，这总会让宾客感受到独一无二的愉快体验。

迪士尼提供的不是服务，而是一次经历，电影和戏剧也是如此。迪士尼世界提供了促进顾客乐趣体验的舞台，而医院则提供了一个促进治愈体验的舞台：医院为患者提供的是一次剧烈转变中的体验，而非仅提供一次服务。[15]

面向未来的医疗服务应该是一种体验！随着上述的"关系"和"内容"两个维度的持续创新，医疗服务最终将不是"服务"，而是一种"体验"。最终医疗服务应该发展成为一种美好的体验,用较低的成本、较高的可及性,使患者获得个性化的医疗服务体验。《哈佛商业评论》将体验经济定义为:"体验经济就是企业以服务为舞台,以商品为道具,以消费者为中心,创造能够使消费者参与值得记忆的活动。其中的商品是有形的,服务是无形的,而创造出的体验是令人难忘的。"[16]

案例:GE"探险系列"CT检查

与乐观欢快的猴子马塞勒斯、热情强健的老虎蒂利、甜美可爱的河马海莉和智多星巨嘴鸟塔拉结伴探险。乘坐独木舟进入丛林和美洲鳄打个招呼,再登陆海盗岛寻找遗失的宝藏,躺在野营帐篷里听蟋蟀和青蛙低鸣,潜入海底跟随美人鱼寻找珊瑚城……

你一定在想,这是哪个主题乐园? 其实,它是一个由GE医疗与美国匹兹堡大学医学中心附属匹兹堡儿童医院联合开发的一个试验项目——GE"探险系列"产品(如图4-4),该项目关注需要做成像检查的孩子们,想办法减轻医学成像检查给他们带来的压力及紧张感,进而避免医生护士被迫把精力分散到哄孩子这样的非核心工作上,提高此类检查的效率。

想想我们所经历过的CT检查吧,在一个布置简单的屋子里,面对一个冷冰冰的仪器,这着实让人感到不舒服,更不要说让一个几岁的孩子去经历这些。匹兹堡儿童医院在2006到2007年期间开展的一项研究表明,以往那些标准的、未经过装修的检查室,会令许多孩子感到恐慌,很多孩子甚至需要服用镇静剂才能静静地躺下来接受检查。这对于患病的孩子和他们的家长来说无疑是一种煎熬。开始的时候,GE的一位工程师得意扬扬地设计了一套他认为是全世界最好的核磁共振,他十分期待能够将之应用到医院,但是当他在核磁共振的门口待着的时候,他依然能听到小朋友的哭声,他发觉不管技术如何先进,孩子面对冷冰冰的环境依然很恐惧。于是,他决定真正从顾客需求出发,和团队创造了"探险系列"产品。

GE医疗团队和医务工作者们感同身受,从孩子的视角出发力求找到一个解决方案,由此有了GE"探险系列"。让人却步的成像检查室一下子变身为之前所描述的主题乐园。360度环绕式场景布置、亲切可爱的卡通人物、真人比例的美人鱼、3D投影海盗船、让人放松的鸟语花香,冰冷的检查仪也成为场景的一部分从而让孩子不再产生排斥感,连进入检查室的走廊都被主题化了……让人完全忘记是来做身体检查的。

核磁共振的内容没有变,但是它带来了很大的变化,从 80% 的孩子要服镇静剂到 30% 的孩子要服镇静剂,从平均每个孩子要花费两个小时到现在只需要 40 分钟,这款产品当年的销售额也增长了 87%。小朋友进去之前会戴上一顶海盗船的帽子,医生会告诉他马上就会有海盗船的游戏,妈妈带着小朋友走过被装饰成海盗船的候诊室,让他爬上做核磁共振的床,医生说:"你不可以动,不然任务就无法完成了"。小朋友真的特别兴奋地躺在那儿,一动不动。小朋友做完之后医生会给他一个勋章,并告诉他,这一关你通过了,下一次你来我们再挑战新的项目。

事实证明,由 GE 全球设计部首席设计师 Doug Dietz 领导的团队与儿童博物馆、托儿所及儿童发展专家们联手设计的 GE"探险系列"产品使得病童和家长们放松心情,减缓了他们的焦虑。这样的尝试或许并不是什么石破天惊的新发明、新突破,却实实在在地改善了客户(医院和病童)的体验。

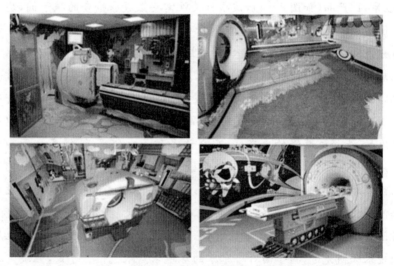

图 4-4　GE 探险系列内景

然而困难的是,医疗产品和服务与其他行业有众多的不同。例如,医院不可能通过降价或者"住院 3 天送 1 天"这样手段来吸引顾客,也不可以通过广告来宣传我们的手术做得有多精美……[15] 不过,有一个特征是各行各业相通的:为顾客的消费过程(消费前、中、后)提供一种难以忘怀的体验。医疗同样如此,要把提供服务的观念转变为提供体验的观念。我们并不只是为患者提供一种服务，而是满怀同情之心为他们提供一段治愈体验，这种身体、精神层面的良好体验将有利于患者更好地恢复。

创造美好的医疗体验，有三个关键的元素：关注的焦点是顾客的愉悦度，而不是满意度；医护人员不是提供医疗服务，而是扮演好自己的"角色"；领导者不是制定服务标准，而是创造好"脚本"。

（1）创造顾客愉悦度，而非满意度。

当前的医疗服务机构，更多的是关注患者满意度。患者满意度看起来很有价值，但是如果不能提高患者的忠诚度，患者不赞扬、不宣传，那么就不能过于关注患者满意度。满意的顾客不一定是忠诚的顾客。而能够为顾客带来愉悦的体验，这一段非同寻常的经历一定能够被顾客长长久久地记住。"如果不为客人做些特别的事情，他们就记不住我们。"

要带来顾客愉悦度，其中必不可少的前提是理解顾客，懂得顾客的个性化需求。我们要承认每个顾客都是独一无二的个体，同一个服务对于不同的顾客来说可能会带来完全不一样的体验。例如发生在医院的一个真实故事：在医院查房结束后，一众医护人员离开病房，其中一位医生小心翼翼地关上病房的门，然后大家在门外讨论。此时，一些患者会想："这些医生护士真是很用心，顺手帮我关上门，保护隐私。"而另一些患者可能会想："他们为什么关门，是不是我的病情恶化了，要避开我讨论？"

案例：满足个性化需求，创造愉悦体验[15]

弗莱德·李由于父母是传教士，曾在中国传教，他在中国长大，因而喜欢吃中国菜。当他刚搬到奥克多时，每周都要换一家中国餐馆吃饭，并不是因为他不满意，而是出于好奇：换餐馆意味着能吃多种多样的中国菜，遇到更多的中国人。一次，他碰巧去了同一家餐馆，餐馆老板记得他的名字，过来攀谈起来，他问弗莱德·李，在中国长大期间是否有特别喜欢的菜。弗莱德·李告诉他，以前他家厨师在台湾经常做一道菜，那道菜有三种配料：豆腐干、榨菜和柿子椒。他在美国这么多年，从来没有发现那种类型的豆腐，老板大笑说希望能为他做那道菜。

两个月后，弗莱德·李又来到这家餐馆，老板见到他之后喊道："你去哪里了？我们一直在找你，我已经找到了做那道菜的材料，现在我可以做你最喜欢的那道菜了。告诉我怎么做，我这就做给你吃！"那天晚上，弗莱德·李吃到了孩童之后再也没吃过的那道菜。从此以后，不是每周一次，而是每周好几次，他都会带上所有朋友去那家餐馆吃中国菜。为什么？因为他有故事要讲给朋友听，这个故事讲的是服务人员想尽各种办法让客人高兴。餐馆老板甚至把这道菜放到了新菜单上，名字叫做"弗莱德·李特色菜"。

案例：临终关怀也可以带来愉悦感

如何让癌症末期病人体面地走完人生最后一程？基于一些患晚期肿瘤的人被大医院拒之门外、在家又无法救治的情况下，南京小行医院建立了"安宁疗护"癌症患者舒缓病房（如图4-5）。此病房采用肿瘤光动力以及物理治疗、运动治疗、营养支持、音乐疗法、心理疏导、宗教信仰等手段，通过应用台湾"五全照护理念"采用七大疗法，给予患终末期疾病的病人全程与全方位的关怀，尽可能降低病人的痛苦同时延长病人的寿命。此外，在小行医

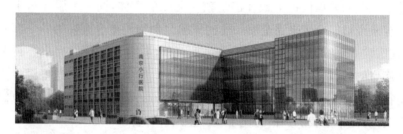

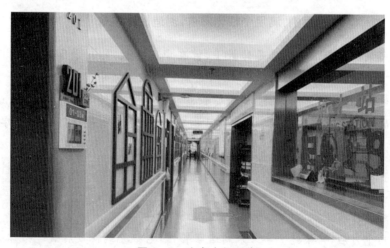

图4-5 南京小行医院

院二楼春在园开设助念堂,为宗教人士有尊严地离开提供帮助,同时休憩平台还开展绿色植物认领等小活动。这些做法使得患者以及家人能够深深地感受到慰藉,往往病人的生活质量得到提高后,反而延长了生命。医院用各种超越了医疗本身之外的方式,来为顾客创造愉悦的体验,超出顾客的预期。

南京小行医院是一所具有50年历史的综合性二级医院,为南京小行地区规模最大的一所非营利性综合医院,集医疗、养老、预防、保健、计划生育、康复、免疫于一体。2003年更名为南京小行医院,2006经南京市卫生局正式批准增设赛虹桥社区卫生服务中心,2013年医院与雨花肿瘤防治研究所强强联合,重点发展肿瘤的光动力治疗并成为其附设医院,2015年9月15日小行医院与江苏省第二中医院正式签订医联体协议,成为江苏省第二中医院小行院区。医院为南京市城镇职工基本医疗保险定点医院,南京市首批居民医保定点医院、江苏省离休干部医保定点医院;南京市工伤定点医院、江苏省人民医院及南京市肿瘤医院社区工作基地、雨花台区公费及合作医疗定点医院、南京市"三信三优"单位、南京市医保3A诚信单位。

除了"安宁疗护"这一大特色之外,2016年12月14日该院还成立了和怡老年照护中心,获得养老机构设立许可。照护中心与社区卫生服务中心无缝对接,中心供氧、中心吸引、急救传呼等系统与中心二楼护士站互联互通,实现了医养完全融合。采用互联网及物联网手段,建设一个以街道为单位的居家养老服务平台,期望把机构养老、居家养老、家庭病床、家庭医生、医疗康复、紧急救助等融为一体。由社区卫生中心举办养老机构,是基层医疗资源有效利用的一次有益探索,老人在一个地方既能看病又能养老,发挥1+1>2的叠加效应!同时也使得基层医疗资源得到最有效的利用。

南京小行医院还创造了多个"第一":(1)以提供全方位的医疗服务为理念,在全省首家开展社区营养门诊和心理健康中心。随着人们生活质量的提高、平均寿命的增加以及生活方式的改变,代谢性疾病发病率和患病人数正在以惊人的速度快速增长。小行医院与上海瑞金医院宁光院士合作,成立南京市首家社区MMC(标准化代谢性疾病管理中心),同时邀请市医学会膳食营养分会的相关专家提供技术支持,并于2018年6月开设江苏省首家社区营养门诊。现不仅能开展常规普通营养门诊及营养查房,同时在肥胖的管理、社区慢病营养及晚期肿瘤营养方面形成了一定的特色。

（2）以儿童心理健康为入口，打造全省首家社区心理健康中心。关注儿童心理健康是我国社会精神文明建设进程中对教育发展的需求，根据 WHO 发布的数据，我国成人心理疾病的发病率约 10%，而儿童心理疾病发病率接近 20%，根据国家卫计委《全国精神卫生工作规划（2015—2020）》精神，南京小行医院于 2018 年 8 月开设了江苏省首家基层心理门诊及儿童自闭证康复中心：其中包含儿童心理、成人心理、老年及肿瘤心理、社区心理辅导等服务。开设了针对低龄自闭症儿童的（自闭症）儿童发展中心（教育康复）、天真艺术馆（自闭症儿童绘画作品展）以及"星星的咖啡"（大龄自闭症人士社会实践基地）等，努力探索出医院医联体—社区—学校—家庭心理诊疗康复一体化的新模式。

（2）剧本。

从医疗服务到超越现实的戏剧式医疗体验，要求管理者会创作"剧本"，而不是一页一页的明文规定的基本标准；管理者给员工的是自己的思路，而不是条条框框的规定。当前医院一贯的做法是编写"脚本"或"标准语言"，写出员工在日常场景中需要重复说的话。但戏剧不是这样，剧本不只是写下演员要说什么，还要勾勒出一个场景连着一个场景的整个经历，很多元素需要写进剧本，如时间表、场景间过渡、动作表情、布景道具、演员的外表、演员的动线甚至是潜台词。

在迪士尼荒野小屋，当客人的车辆驶入度假村，客人办理入住手续时，停车服务员问候每位客人的方式都不一样，而且与新客人沟通的方式也各不相同。主管说："我们做的就是教给他们 4 件事：热烈且夸张地欢迎客人来到荒野小屋；注意他们的车牌，说一些与他们来自的城市或天气相关的事；立刻透过窗户向车里的孩子招手打招呼；注意有趣的事，例如保险杠贴纸或是与众不同的喷漆，并作出结论。"这是"剧本"吗？是的。不是千篇一律的对话，但仍然是"剧本"。遵循一定的规定和礼仪指南，但是用每个人自己的语言来说。自发性是剧本的一部分，这样才能使对话保持自然的风格。

医院工作由于提供的是一种体验，其实就像是一种戏剧式的表演，正如迪士尼荒野小屋的停车服务员那样，医院员工应该：打招呼时称呼患者的名字，介绍自己时态度亲切；谈谈屋里特殊的物品，如花、家庭照片；问候房间里的其他人;询问是否还需要什么;对患者表达的情感感同身受;记住每天和患者的对话,并以此为基础,在患者住院期间与其加强沟通。医院的科室和部门应该对每个真实的场景按照三个方面内容进行"头脑风暴":我们做什么;客人需要知道和感受什么;我们说什么。医院应指导并训练所有员工,使大家都能在每一场景中,以一种恰当的方式与客人沟通,然后大家共同合作创造"剧本",并且展现出来,为患者带来难忘的体验。

医疗服务提供者在进行临床流程设计时,就应该借鉴剧本创作过程。想要什么样的体验决定着什么事件在什么舞台(环节)由什么样的表演者(员工)来实现。从戏剧的剧本中,医疗服务提供者可以得到以下启发:编写医疗剧本时,要考虑到体验的整体性,包括患者在情感方面的需要。事实上,患者的情感体验应该被置于治疗过程的核心,而不只是附加品。为了使得患者体验到所有层面而非仅仅身体的治愈,编写的"剧本"应该描述每个角色的特点,包括角色(工作人员)如何与观众(患者及家属)交流、哪些信息可以传递、哪些信息不能传递、传递信息时表情如何等。医疗剧本不应该是某个委员会下发的指南,所有的医护人员都按照指南行动,死记硬背,严格遵守,那样做就只会提供给患者糟糕的体验。

(3)角色。

假如你是医院的一个挂号员,你该如何扮演自己的角色呢? 在体验经济之前,我们会认为挂号员就是为患者挂号,询问他们的年龄和住址、保险信息、医生是谁、为什么来看病,诸如此类的事情,并会给他们派发发号条,打印腕带给他们。

而体验经济下,我们的关注点从完成任务转变为提供美好体验。作为患者在医院接触到的第一个人,挂号员这个角色意义重大——她代表了医院给患者留下的第一印象。挂号员当然要掌握计算机操作技术以及熟记各个科室的代码,但同时也要明白,不管是谁聘用了她,都是希望她在与患者和家属初次接触时发挥作用。她扮演的角色就是让顾客觉得自己受欢迎,顾客在医院会被员工照顾得很周到;就是让顾客在医院有一个友好的开始;就是为医疗团队树立信心;就是帮助患者和家属在一个不熟悉的环境里不至于迷失方向;最后,也是最为重要的,她的角色界定了她应具备的才能,这意味着她的主管要寻找并聘请这样的人才。[15]

医院的每个主管都有义务强调员工个人所扮演的角色，而不仅仅是他所承担的任务。再如，医院保洁人员这个角色，要在工作中展现最友好的一面，要友好、和蔼并且充满同情心。任何人都能学会打扫房间，但不是每个人都适合每天来扮演这个角色。医院保洁人员这个岗位，在完成工作的同时，需要有能力让患者和家属拥有一段难忘的美好体验。

案例：体验式诊所①

在旧金山有一家新型医疗初创企业 Forward，Forward 向我们展示了结合人工智能及相关高科技工具的未来诊所会是怎样一种面貌，完全让你对看病过程有了全新认识。

诊所内部，设计风格简约，空间开阔。患者来到医院，工作人员首先利用平板电脑进行登记，然后对其进行身体指标扫描，测量身体的各种参数。患者只需要把手指放到传感器上，短短几秒，就会得到身高、体重、体温、心率、血压等参数。扫描的结果会发送到内置的人工智能算法中，帮助医生检测分析各种身体症状。检查室墙上的大屏幕上会列出一系列生命特征清单，医生和患者一起通过个触摸屏来观看各种检查参数，从而更直接、形象地获得诊断结果、治疗方案。

这家医疗健康公司的创办者是从 Google 出来的。公司采用基于会员制的管理办法，加入诊所的会员可获得一些可穿戴传感器。这些穿戴设备可以检测身体的各项指标，并在异常时发出提醒。整个系统还会存储和分析所得数据，制订个性化的治疗计划。

4.3　医疗服务创新与典型案例

从传统医疗到整合医疗、预防医疗，再到体验医疗，医疗服务提供者们在服务"内容"和"关系"两个维度上不断创新发展。回到我们最初的逻辑框架，这四种医疗服务模式在个性化程度和规模化程度上是不同的，其中体验医疗的个性化程度与规模化水平都是最高的（见图 4 - 6）。

---

① 案例来源：雷锋网 https://www.leiphone.com/news/201701/XXHeHRZhK7fpRnk4.html

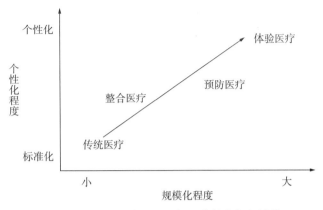

图 4-6　四种医疗服务创新的个性化与规模化

如图所示,目前大部分的传统医疗服务都是标准化的,而且成本高;整合医疗将通过发挥协同效应降低成本、增加规模,同时提供一定程度的个性化服务;预防医疗在对顾客长期充分了解的基础上,能够进一步提供具有更高程度的个性化服务,以及降低单位成本;而在面向未来的体验医疗中,通过全景式、全生命周期的健康医疗大数据,能够以较低成本提供个性化的体验式医疗服务。

4.3.1　医院业务流程重组:真正以患者为中心

在业务流程方面,医院需要将现有的以诊断治疗为主的流程,扩展为以病人为中心,预防、预测、诊断和治疗一体化的流程,满足大型医学中心“临床＋科研＋教学”多重目的需要。[17]

(1) 临床、医技、护理流程优化的重点方向包括:

· 在流程中提供更完整的支持信息、及时的辅助提示信息和结合了专家经验的知识库帮助。

· 按照国际认证的标准来改进流程,从临床、管理和环境安全等多方面促进医院规范化。

· 与科研更密切地结合,直接地建立起科研与临床医疗之间的联系,进一步推进医学科研成果的转化。

· 和物联网、移动互联网等先进技术相结合,提升移动性。

（2）病患就诊就医流程优化的重点方向包括：

· 支持分工和协作,建立医疗集团和联盟体内部转诊的相关就医流程。

· 按照国际认证的标准来改进流程,从临床、管理和环境安全等多方面促进医院规范化。

· 借鉴其他行业的流程优化方法和工具如 6Sigma、TPS 等,进行流程优化。

· 将流程优化和医院的空间设计相结合,降低不必要的移动并减少物流成本,提升便利性。

· 在预约流程中对网络、电话、手机等渠道进行整合。

案例:丁香诊所以顾客为核心的服务流程重组

丁香园从线上走到了线下,在全国开设了 4 家诊所。到丁香诊所看病只需要在网上预约,不像国内的公立医院要现场挂号,而是更像日本医院采用的预约制,去了不用排队。诊所设有儿童区,孩子看病只需要待在儿童区,诊疗前的工作比如量体温都是在这里进行,之后进入诊疗室,会有一个主治医师和助理,在医生治疗的过程中,助理会拿着玩具哄孩子,医生讲话也轻声细语特别温柔。有些宝宝在别的医院看病常常会不配合,如果家长把孩子带到丁香园,在丁香园讲究细节的诊所设计和体贴的服务下,孩子就会乖乖把病看好。顾客带着孩子在一个单独的房间"玩耍"即可,医生和护士带着各种可移动的检验检测设备来到顾客的房间为其服务,很少需要顾客走出房间去看医生。整个服务流程以顾客为中心,而不是以医生为中心。

此外,患者离开诊所后,还可以通过丁香云管家继续跟诊所的医生护士进行咨询问答。特别是小朋友拿了药回家之后,两三天还是没退烧,妈妈很着急,怎么办? 都可以在这个系统里直接跟医生互动。

在医院业务流程重塑中,加入"全流程刷脸就医"服务可以显著提升顾客的体验感,此项服务包含信息建档、分诊挂号、医疗检查、医保支付等多项内容。

· 站在自助机的摄像头前,患者通过人脸识别、采集,短短 30 秒就可以实现快速获取信息和挂号。

· 在诊室诊治过程中,只需对准摄像头扫一扫脸,核实身份,便可在诊间完成医保结算和支付。

· 方便忘记带卡或临时就诊的居民尤其是上了年纪、不会操作手机付费和自助挂号的老人就医。

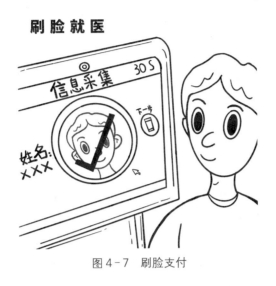

图 4-7 刷脸支付

案例:"刷脸就医"

2018 年 10 月 15 日,经过阿里健康、支付宝、余杭一院三方历时半年时间的系统开发和联合调试,余杭一院正式接入、贯通医保诊间结算,成为全国首家成功实现"全流程刷脸就医"的医院。2019 年 8 月,杭州 41 家医院联手支付宝正式宣布,"刷脸就医"开始全面普及。

案例[①]:VMPS

弗吉尼亚梅森医学中心(Virginia Mason Medical Center)应用 TPS(丰田生产系统)改进流程,取得了显著收益:

美国弗吉尼亚梅森医学中心相信完美的病人体验是可能达到的。该医学中心认为,制造业和医疗充满了复杂的流程,这些流程中都包括了质量、安全、客户满意度、员工满意度、成本有效性等要素。2002 年,它开始将丰田

---

① 案例来源:IBM 商业价值研究院,《医院管理转型 6+1》

生产系统 TPS 整合进来，形成了自己的弗吉尼亚梅森生产系统（Virginia Mason Production System，简称 VMPS）。VMPS 的流程改进从小规模的想法测试和立即实施，到进行长期规划、重新设计新的空间和流程，采用了灵活多样的方法和手段，例如快速流程改造、关注细微环节逐步持续改善、完全重新设计流程、与空间设计相结合、随时警报，等等，一共进行了 850 个持续改进行为，员工、病人广泛参与。

例如，VMPS 中开发了病人安全报警系统 Patient Safety Alert（PSA），所有员工一旦发现可能对病人造成伤害的情况，立刻上报并停止一切可能导致进一步伤害的活动，如果确认存在危险隐患，就立刻启动调查来解决问题。从 2002 年这个项目开始，到 2009 年，一共上报了超过 14000 个 PSA，大部分在 24 小时内处理，相比以前 3~18 个月的解决周期是一个重大改善。

通过 VMPS，病人获得了更多医护服务时间，以及更及时、更高质量的治疗。医护人员可以将更多的时间和精力集中于医护工作方面，同时医院减少了不必要的浪费。流程改进还使该医学中心获得了如人员步行距离减少、材料运输的距离降低、库存水平减少、生产率提高、应收账款周期缩短、医疗事故投诉下降等诸多收益。

4.3.2　建立医患共同参与的决策模式

有这样一个评估指标，是世界医疗卫生组织评价医疗服务质量时较为看重的：是否尊重患者参与医疗的决策。而我国以往因为未落实患者的知情同意而引发医疗纠纷的情况占医疗纠纷的比例接近 80%。实践证明，理想的医疗决策过程应具有以下几个基本要素：① 详细的解释说明存在的问题；② 详细说明可能选择的方案；③ 与患者讨论各种选择的利与弊；④ 尊重患者的价值和偏好；⑤ 讨论患者的能力；⑥ 医生的知识和建议；⑦ 核实患者是否理解信息；⑧ 做出决定。[18]

医疗决策模式的主要类型：

（1）家长主义决策：医生在医疗决策中占据主导地位，在接受病人信任和委托之后，由医生来完全代理病人，特别是当病情危重等紧急情况发生时，多数医疗决策是由医生做出的。

（2）知情决策：医生不再是唯一的决策者，病人主动参与进决策中，在获取有关信息后，病人参与进行价值判断。

（3）共享决策：由医生和病人共同做出决策。[19]

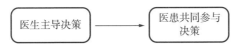

经过调研与资料搜集，我们发现面向未来的医疗服务要实现共享决策，需要克服以下难点：

· 当前的知情同意书文字冗长、不易理解；

· 医生作为医疗活动的"主宰者"，在诊疗中已经习惯作为医疗决策者。

· 人体具有复杂性，当前的医疗水平有限，因此医生最大的顾忌之一便是向患者阐明治疗可能带来的风险；

· 与患者进行沟通的过程中，必定会谈到各项治疗计划的优劣，医生需要进一步向患者进行解释，这会在很大程度上加重医生的工作负荷；

· 与患者共同决策还会涉及患者与医生之间的责任分担，甚至产生纠纷；

· 医生需要将医疗领域的专业知识解释给患者听，患者能否准确获取医生所传达的信息，这是不确定的；

· 患者对共同决策模式的意愿参差不齐。与患者的教育背景、经济水平等密切相关。

· 患者医学知识匮乏，难以理解各方案的风险和优势。[20]

历经四十多年的研究和临床实践，医患共同决策（SDM）在欧美等发达国家的发展已相当成熟，不仅建立了较为完善的理论体系，设计出应用于临床决策的辅助模型和规范流程，而且也逐步建立起保障 SDM 实施的配套法律和政策。尽管我国和欧美国家的国情以及医疗环境不尽相同，但以"患者为中心"的理念是共通的。

现今，SDM 的研究内容几乎遍布欧美很多国家的临床项目，与此同时，其理论体系的研究进展、临床应用模型和标准、法律政策配套已进入成熟期，SDM 的重要性亦得到不断证实和认可。

自 2012 年，美国先后有 2 个州颁布了与 SDM 相关的法律条文，用于支持 SDM 与患者决策辅助工具的应用推广。受此影响，美国约 1/2 的州已经接受理性的患者标准（reasonable-patient standard），即从患者的角度来看待知情同意过程，让患者参与医疗决策。华盛顿州已实施立法，将共同决策与知情同意联系起来，使用决策辅助工具作为标准知情同意文件的替代方案。美国医疗保险和医疗补助服务中心的服务内容也将年度肺癌筛查、Medicare共享储蓄计划的问责护理组织评估共同决策经验囊括进来，目的在于进一步支持患者参与决策。

2010年，英国卫生基金会计划进行设计、测试，并确定使用质量改进方法将共同决策制定纳入常规初级和二级卫生保健之中[15]；2015年英国最高法院案件（蒙哥马利诉拉纳克郡健康委员会）裁决，否定了医疗领域家长作风，赋予患者参与临床决策的主体性和合法性，共同决策被认为是实现这种实质性的和必要的变革的唯一方法。德国汉堡·埃彭多夫大学医学中心（University Medical Center Hamburg-Eppendorf）专门建立了服务于患者、医生和其他健康专业人士以及学者的门户网站，将患者决策辅助工具、研究进展、SDM评估等多方面内容涵括其中，以促进SDM的发展应用。

德国汉堡·埃彭多夫大学医学中心为推进研究进展与临床实践，于2017年开发的多语言第九版医患共享决策问卷，从患者和医生的角度衡量患者参与决策过程的程度，用于医疗保健的评估和质量改进等。

近年来，我国医学界的专家学者及部分临床医师，也逐渐重视SDM概念，并尝试对SDM在不同疾病人群的临床决策中应用的可行性进行探索研究。对SDM在相关疾病、学科的临床应用研究和实践，主要集中于骨科、精神医学、心血管、内分泌、肿瘤及慢性病管理、药物临床实验等方面。

据悉，北京大学肿瘤医院已经启动了医患共同决策模式的研究，今后患者有望更主动地参与到医疗决策过程中。患者有权利也有机会参与到医疗决策中。患者及家属参与医疗决策，是构建和谐医患关系、构建患者安全体系的重要环节。但因为知识的缺乏，患者的这种参与往往流于形式和表面。北京大学肿瘤医院已经启动了相关研究，希望在此方面在国内起到示范作用。

案例：2017年美国波多里奇国家质量奖获奖组织——卡斯特医疗中心①

卡斯特医疗中心是一家社区医院，为居住在夏威夷州奥阿华岛和迎风

---

① 案例来源：梁子亮，王为人.2017年美国波多里奇卓越绩效国家质量奖获奖组织介绍：卡斯特医疗中心[J].中国卫生质量管理，2018，25(03)：122~124

岛的居民提供住院和门诊服务。总部位于夏威夷的凯鲁瓦,还有两个专科中心和位于迎风岛的乡村诊所。从 2014 年到 2016 年,卡斯特医疗中心患者在安全、循证护理及与临床护理流程相关的死亡率综合指标上已经达到或超过了全美前四的水平,在此期间绩效提高了 12%;卡斯特医疗中心的医生敬业度绩效水平也位列全美的前 10%。

服务创新实践:

卡斯特医疗中心积极地与患者和顾客进行各种互动,主导思想是"爱和家庭"。卡斯特医疗中心的临床员工和外协员工通过各种形式,包括聚会、激励卡片共享、护理小组会议和康复服务项目等,与患者和客户沟通从而建立良好的互动关系。卡斯特医疗中心跨职能的"患者体验委员会"定期开会,评估和改进以客户为中心的实践和绩效结果。

卡斯特医疗中心的高层领导通过身体力行实现对组织使命的践行来引导整个医院行为模式。如高层领导通过与医生、助理人员、志愿者、患者、社区、供应商和合作伙伴进行各种系统性的沟通,促进对员工的参与意识的培养。通过将年度评估流程整合至医院的组织战略规划中,卡斯特医疗中心的高层领导和董事会成员对各自负责的绩效承担责任。

为了打造和培育富有同情心的组织文化,卡斯特医疗中心制定了"先行一步"的行为理念,引导员工在工作中,做到"互相关爱、照顾""关爱、照顾我们的患者及其家人""以积极态度沟通""职业化的成长""保持安全清洁的环境"等。通过每周一次的沟通以及各种会议,特别是通过对员工的奖励等措施,固化每个领域的良好行为规范。

卡斯特医疗中心的愿景是:"改善社区居民的身体健康、心理健康和精神健康,传递医疗护理体验。"卡斯特医疗中心希望通过管理社区居民的健康,在促进社区居民健康方面进行相关的投入,从"服务收费"模式向"聚焦居民健康"模式转型,以实现"更加负担得起的医疗服务"这一理想目标。除了提供健康教育和保健课程外,卡斯特医疗中心还通过覆盖全岛范围的乡村卫生诊所,在医疗服务不足的地区提供以社区为基础的初级医疗护理服务。

参考文献

[1] 德勤.健康医疗的变革：从规模到"价值"[R].2016

[2] 德勤.2018 年全球医疗行业展望[R].2017

[3] Anderson, J.C., Narus, J.N. Capturing the value of supplementary services [J], Harvard Business Review, 1995, 73(1):75~83.

[4] Vargo S. L., Lusch R. F. Evolving to a New Dominant Logic for Marketing [J]. Journal of Marketing, 2004, 68(1):1~17.

[5] Vargo, S.L., Lusch, R. F. From goods to service(s)：Divergences and convergences of logics [J]. Industrial Marketing Management.2008, 37(3):254~259

[6] Matthyssens, P., Vandenbempt, K., & Berghman, L. Value innovation in business markets：Breaking the industry recipe [J]. Industrial Marketing Management, 2006, 35 (6)：751~761.

[7] Gebauer, H., Friedli, T., Fleisch, E. Success factors for achieving high service revenues in manufacturing companies [J]. Benchmarking：An International Journal, 2006, 13(3):374~386.

[8] Mathieu, V. Product services：From a service supporting the product to a service supporting the client [J]. The Journal of Business and Industrial Marketing, 2001, 16 (1):39~61.

[9] Sawhney, M., Balasubramanian, S. and Krishnan, V.V. Creating growth with services [J].Sloan Management Review, 2004, 45(2):34~43.

[10] Malleret, V. Value creation through service offers [J]. European Management Journal, 2006, 24(1):106~16.

[11] 张文红,陈斯蕾,赵亚普.如何解决制造企业的服务创新困境：跨界搜索的作用 [J].经济管理,2013

[12] Gallouj, F.,Savona, M., Innovation in Services：A Review of the Debate and A Research Agenda[J]. Journal of Evolutionary Economics,2009

[13] 迈克尔·波特,托马斯·李.医改大战略[J].哈佛商业评论,2013

[14] 叶江峰,等.整合型医疗服务模式的国际比较与启示[J].管理评论,2019

[15] 弗莱德·李.假如迪士尼运营医院[M].光明日报出版社,2017

[16] 约瑟夫·派恩,詹姆斯·吉尔摩.欢迎进入体验经济[J].哈佛商业评论,1998

[17] IBM 商业价值研究院.医院管理转型 6+1[R].

［18］赵燕,张倩,梁立智."患者参与"临床决策的理论与实践问题研究［J］.中国医学伦理学,2018

［19］Joseph Williams N,Elwyn G,Edwards A. Knowledge is not power for patients:a systematic review and thematic synthesis of patient reported barriers and facilitators to shared decision making［J］. Patient Education & Counseling,2014

［20］明坚、魏艳、孙辉,等.医患共同决策影响因素及对患者结果的影响［J］.中国卫生质量管理,2017

第五章　健康医疗大数据如何助力
技术创新和服务创新

以上先进的医疗技术与服务都离不开健康医疗大数据的支持,前几个章节介绍的技术创新和服务创新很多都是基于大数据之上的应用,本节聚焦于健康医疗大数据的基础层面。

实际上,在大数据及相关技术诞生之前,规模化与个性化是互斥的,也就是说,只能够二选一。然而随着大数据技术的快速发展,很多行业都可以同时实现规模化与个性化发展。

定制旅游的规模化——无二之旅

无二之旅是一家从客户需求出发,为客户定制个性化旅行方案的企业。2018年的毛利水平相比2017年提升了一倍,年销售额从2016年到2018年翻了三倍多。

无二之旅主要依托旅行社与供应商的亲密合作,借助人工智能算法和从现实客户体验过程中所获得的精准数据,使得定制产品与大体量的自由行在价格上没有明显的差异。以下是具体实现路径:

首先,经过与客户充分沟通后,客服人员将向客户推荐由人工智能自动生成的定制旅行方案,对方在此基础上可以进一步提出修改意见。根据用户的反馈信息,客服人员通过后台对方案进行相应的调整后,形成新的客户方案,储存于数据库中,并将新方案再次发给客户确认,客户满意就可以预定付款了。付款后,公司将在24小时内完成对所有资源的预定。

在通过人工智能系统自动生成电子版路书的流程中,无二之旅将90%以上的定制工作交给了AI系统,该系统可以根据过往客户案例积累的30万个POI,根据任意需求排列组合成18亿个可执行方案,做到数分钟内出方案。这个方法极大地提升了定制效率,从而有效地控制成本。另外,即便客户提出一些比较特殊的个性化要求,经专业的定制师介入辅助开发和打磨后,也能够最快在1天之内完成相应的特殊行程定制。

运用数据库,可以大大提高定制效率,是实现旅行产品规模化的必要条件。定制化在从零到一的阶段最花时间和精力,需要准备大量的数据和资料,但后面随着订单超过100单、200单……数据库将越来越"丰满"。目前客户要求定制的线路,基本都能从数据库中调出来。依靠数据库的支持、整体系统的不断优化,以及后台科学化管理,无二旅游得以提升效率和实现规模化运作。目前已做到每月承接几百上千的客户订单。

另外,销售环节的加权算法和销售系统辅助工具,使得从咨询到下单的转化率提高到了15%。后台系统会根据过去三个月销售人员的签约表现、销售人员熟悉的目的地和客户等信息进行派单,服务的精准性得到提高。此外,系统中的自动回复、话术引导等,也能促进工作效率的提升。

那么在健康医疗领域,大数据的价值是什么?对技术和服务有何种影响?当前存在哪些困难与挑战?未来发展的机遇应该在哪里?这些是本章节分析的主要内容。

5.1 健康医疗大数据的价值

5.1.1 大数据的定义

"大数据"作为术语最早源于科技领域,2008年以后开始广泛被学术各界所关注。Nature和Science等顶级期刊先后出版了"大数据"专题专刊,主要包括互联网技术、互联网经济学、超级计算、生物医药等与大数据存在直接或间接关联的学术专题。

大数据与很多领域都可以结合,由此大数据的定义也有了一定程度上的分化,已经不再局限于"海量数据"这样的基本特点。下面,我们介绍"大数据"三种主要的定义。

属性定义(Attributivedefinition):国际数据中心(IDC)在其2011年的相关报告中明确地对大数据做了定义:"大数据技术展示的是一个技术与体

系所共同作用的新时代——因从大规模与多样化的数据中利用高速捕获、发现分析技术提取数据的有关价值而应时而生。"这个定义鲜明地描绘了大数据的 4 个特点，即容量（volume）、多样性（variety）、速度（velocity）和价值（value）。在日常生活中，"4Vs"是被使用得较为广泛的定义，相似的定义还出现在了 IT 分析公司 META 集团（如今已被 Gartner 并购）分析师 Doug Laney 2001 年的研究报告里，其敏锐地观察到了数据的增长所呈现出的三维特点，即多样性、容量和速度的增长。虽然在"3Vs"的定义中并没有完整地描述大数据的具体内容，但是 Gartner 和大多数的产业界巨头例如 IBM 和 Microsoft 的研究人员依旧继续在使用"3Vs"模型来对大数据进行描述（如图 5 - 1）。

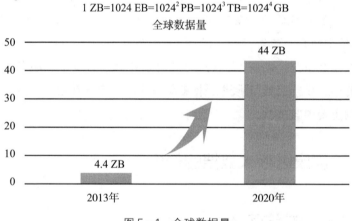

$1\ ZB=1024\ EB=1024^2\ PB=1024^3\ TB=1024^4\ GB$

全球数据量

图 5 - 1 全球数据量

数据来源：IDC

比较定义："超过了传统数据库软件工具获取、储存、管理及分析能力的数据集"是麦肯锡公司在相关研究报告中对于大数据的定义。该定义其实更偏向主观，缺少与大数据变量相关的确切度量机制，同时更加突出大数据具有演化拓展的属性。

体系定义：美国国家标准和技术研究院 NIST 对于大数据的定义则更偏向强调系统框架属性："大数据是指数据的容量、获取速度或表示方式受到传统方法和分析处理能力限制，进而引发对数据处理更高水平能力的需求以提高处理效率"。大数据可以再细分成两大类别：大数据科学和大数据框架。前者包含大数据的获取、调节和评估;后者则更加广泛包括在单元集群间处理大数据的分布式处理和分析。

以上几种关于大数据的定义,虽然定义方式、角度和侧重点有所差异,但内在蕴涵的信息是大致统一的,即大数据是一种与传统数据不同的数据集,在面对不同需求时需要采取不同的时间处理范畴,最不容忽视的一点是大数据的价值并不是源于其本身,而是依托大数据所带来的"大决策""大知识"和"大问题"等(如图5-2)。

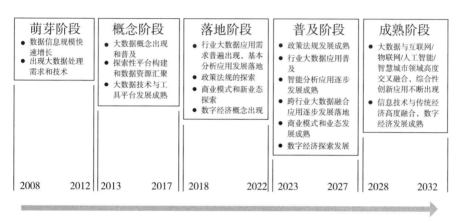

图5-2 大数据发展周期

5.1.2 健康医疗大数据的价值

医疗保健生态系统目前正在经历一场颠覆性的数字化转型,由被动救治向主动预防性救治转变,后者更为经济高效。正如 Eric Topol 在其新书《颠覆医疗》中所描述的,移动设备和无线传感器加上基于云计算的计算能力,大数据已成为不可替代的战略性资源。于是,如何在医疗领域利用好这样一份强大的战略资源成为人们需要普遍思考的问题。医疗行业瞬息万变,时刻发生着创新与发展,因此正是大数据发挥效用的主战场,医疗领域一系列的价值正等待通过大数据予以发掘。大数据将对整个医疗系统包括管理与诊断手段造成"创造性破坏"。互联网技术的发展推动了医疗行业的改革,便携智能设备的出现,不仅促进了移动医疗的发展,还产生了大量的医疗数据。

5.2 健康医疗大数据使得个性化技术和服务成为可能

健康医疗大数据主要有以下价值：

（1）支持临床诊疗管理决策。通过精准分析治疗效果和患者体征、费用等方面的大数据集，助力医生选取治疗效用最佳并兼顾成本效益的方案。另外，运用临床决策支持系统是拓展医生知识、降低人为失误风险、提高医生工作效率的有效途径。通过集成分析医疗过程中的大数据，可以生成可视化的流程图片，迅速识别出异常情况，逐步实现医疗业务流程的优化更新。

（2）促进新型药物研发工作。通过拥有临床试验注册数据和电子健康档案，可以促进临床试验设计的电子优化并招募到更加匹配的临床试验被试者。通过分析临床试验数据和电子病历，辅助以药物效用分析，合理用药，可以降低耐药性，降低药物相互作用等带来的影响；通过及时收集药物不良反应报告数据，可以加强药物不良反应监测、评价与预防；通过分析疾病患病率与发展趋势，模拟市场需求与费用，可以预测新药研发的临床结果，帮助确定新药研发投资策略和资源配置。

案例：药明明码

药明明码（WuXi NextCODE）是由药明康德基因组学中心和精准医学大数据分析的领导者冰岛 NextCODE Health 公司联合成立的一家企业，为世界各地的研究人员、临床医生、健康机构以及个人消费者等提供全面的精准医学整体解决方案，承接基因组学研究及相关业务。

药明明码成立以来，基于全球规模的人类基因组数据库，在世界各国助力各种创新的大型精准医学项目，并为中国人群量身打造基因检测和健康产品，助力全球合作伙伴加速药物研发、诊断试剂开发、降低人类出生缺陷、提高罕见病诊断水平以及促进其他精准医学的临床应用。

创新：

药明明码创建的基因大数据平台，是包括大规模人群遗传学数据库及高效数据分析解读工具在内的一个高度整合并系统化的平台。该平台能够实现对大规模的高通量测序数据进行高效挖掘与解析，解决在罕见病诊断上的难点。

为此,药明明码做了三件事:第一,为罕见病患者准确判明潜在的遗传学病因提供不可或缺的数据支持及相关分析工具,提高罕见病诊断的效率及准确性,为后续临床诊疗提供更多的时间与支持;第二,当遗传病患儿的父母考虑生育下一胎时,基于上述大数据平台的临床辅助诊断报告及携带者筛查等检测,将为患者家庭的生育前遗传咨询提供指导及依据,帮助患儿父母减少再次生育患儿的风险;第三,推动罕见病治疗药物研发的药企利用这个高度整合的基因大数据平台发现潜在的新的药物设计靶点,从而为新药或新的治疗方法的开发指明研究方向。

优势:

对于罕见病而言,数据是极其宝贵的财富,而药明明码在罕见病领域的优势正在于此。目前,药明明码的合作伙伴既包括艾柏维这类药企,也包括复旦儿科、协和医院等在遗传学与罕见病方面有深厚学科研究基础和临床研究条件的医疗机构。这正是因为药明明码有得天独厚的数据存储和分析平台,可以通过大规模集群服务器,更好地挖掘这些数据背后的内容。

(3)完善公共卫生监测体系。利用大数据技术可以提高公共卫生监测的广度和样本覆盖率,进一步强化对疾病传播形势判断和预测的准确度与及时性,将不同来源的信息进行整合,及时分析并作出预测,对危机事件作出快速反应和决策。

(4)为医药卫生政策制定、执行及监管提供科学依据。通过整合与挖掘不同层级、不同业务领域的健康医疗数据以及网络舆情信息,有助于综合分析医疗服务供需双方特点、服务的提供与利用情况及其影响因素、人群和个体的健康状况及其影响因素,预测未来发展趋势,发现致病危险因素,为医疗资源的配置、医疗保障制度的设计、人群和个体健康的促进等宏观决策提供科学依据。通过集成各级人口健康部门与医疗服务机构数据,可以识别并对比分析关键绩效指标,快速了解各地政策执行情况,及时发现问题,防范风险。[1]

目前,医疗大数据更多地体现在在线医疗和移动医疗方面,通过在线医疗和移动医疗,可以拉近医患之间的距离。[2]医疗服务机构可以针对发病率高、诊疗费用高、改进实效好的肿瘤、心脑血管疾病和老年慢性病等疾病,建设专病临床医学数据中心,同时利用基因芯片与基因测序技术,获得海量个体的基因组、蛋白质组、代谢组数据，应用大数据分析挖掘技术开展疾病发生发展机理、早期诊断、疗效比较等研究，发现与疾病治疗相关的靶标，从而提高预防和诊疗水平。这已成迫切需要，将成为临床决策支持和精准医疗服务的重要研究部分。[3]

此外，电子健康档案也向着精细化、智能化和便捷化的方向发展，汇聚个人全面健康信息，建立覆盖全体居民的电子健康档案云平台，公民个体可以随时获取专属于自己的标准化电子健康档案。[4]有了电子健康档案及云平台，才可能实现患者病情的电子化在线追踪与问诊，避免因为更换医院或医生等带来的反复检查，这对于患者来说，也是具有降低时间和经济成本的益处。

在大数据的支撑下，便携设备、智能手机的迅速发展将有利于实现个性化的健康管理，使得移动医疗能够真正连接用户与服务，借助互联网将优质医疗资源带到患者身边，使得居家养老、居家护理、慢病管理等健康服务更加便捷化与个性化，促使健康服务模式由治疗向预防和保健转变，催生健康服务新业态，尤其在慢性病的管理方面，效果更为显著。[5]大数据使得患者的信息能够被保存和分享，从而有利于医疗服务机构对患者实施精准诊疗，提高医疗效率。

个性化的健康管理：大数据加移动医疗技术可改变用户行为。

移动医疗通过在智能手机、平板电脑以及传感器上运行并用于跟踪生命体征和健康活动的医疗应用程序，以及用于收集健康数据的云计算系统加以实现。例如，移动医疗解决方案的部署让患者、医疗保健提供者和医疗系统之间关键信息的交互获取、整合和分析成为可能，使医院能够为患者提供连续性护理。[6]移动医疗应用程序和物联网可以对人口动态统计和医疗状况进行实时跟踪以促进疾病管理和患者教育，在为患者、供应商、医疗系统和整个社会提供重要价值上带来了挑战和机遇。[7]

有关移动医疗的研究关注移动医疗如何改变用户行为和如何影响用户对治疗的坚持。最近几项研究成功试行了主要针对患有哮喘、肥胖、吸烟、艾滋病毒/艾滋病和糖尿病的患者的短信项目，[8]研究发现了短信对用户健康行为的影响；短信传递的内容、强度和模式似乎对移动医疗干预的有效性有着重大影响。[9]尽管移动医疗技术可以促进医患沟通和加强对患者行为

的干预,但过于频繁的干预可能会令人不悦或使患者形成依赖性。例如,
Pop-Eleches 等(2011)在肯尼亚开展了一项使用短信干预用户行为的随机
试验,以测试短信提醒对用户坚持 HIV 治疗依从性的影响。他们发现,简单
的每周提醒信息(无任何额外的咨询)可以显著提高患者的依从性。但令人
惊讶的是,过于频繁的每日提醒信息反而不能提高患者的依从性。患者可
能会认为高度个性化的短信具有侵入性,[10]并且由于感到隐私可能被侵犯,
个性化短信无法被普遍适用。[11]同时,他们还发现,在较长的短信中添加个
性化词语比如鼓励词语,也并不能比使用较短的信息或不发送信息更为有
效。由于用户的认知限制,移动医疗技术所带来的信息增加可能导致信息
过载。[12]此外,不符合患者先前认知或被认为不可信的健康信息可能不太具
有说服力,并且可能导致信息被忽略。[13]

　　独立的移动医疗应用程序可以成为用户自我健康管理的工具。[14]例如,
Demidowich 等(2012)调查了安卓平台上现有的糖尿病应用程序,发现它们
提供了多种功能,包括自我监测血糖记录、药物或胰岛素日志以及膳食胰岛
素剂量计算器等。Nes 等(2012)研究了通过智能手机应用程序对糖尿病患
者进行日记和情境反馈干预的发展状况和可行性,此类应用程序加强了患
者和医疗保健供应商之间的沟通,允许患者在移动日记中记录血糖、日常饮
食行为、药物依从性、身体活动和情绪。之后,治疗师可远程访问这些日记,
为患者制定个性化的方案。此外,用户量最多的应用程序主要为运动、减肥
和健康类程序。内置摄像头是当今智能手机的标配,用户可以通过其记录
日常饮食的照片日记[15]。借助免费增值移动体重管理应用程序的唯一数据
集,Uetake and Yang(2017)研究了在减肥的背景下,短期目标的实现对长期
结果和未来顾客发展的作用。

　　医学界已有大量关于糖尿病护理的研究,这里,我们重点关注通过移动
医疗应用平台实现个性化糖尿病护理和患者自我管理的设计及其影响。根
据最近发表在《细胞》杂志上的一项研究,研究人员连续监测 800 人一周的葡
萄糖水平,测量了 46,898 份膳食,发现采取相同膳食的不同人的反应差异很
大。这一点表明,普遍饮食建议可能效用有限,而个性化饮食方案可成功地
改善餐后血糖升高及其代谢结果[16]。移动医疗应用平台为患者自我管理提
供了独特的个性化渠道。

案例：糖尿病管理 App——Bluestar

Welldoc 在 2013 年初推出的"Bluestar"是一款糖尿病管理 App，同时也是第一款处方 App。该软件已通过 FDA 认可，是美国第一个被纳入医疗保险报销的移动应用，使用它之前必须先输入医生的处方号。使用该系统每个患者每月大约要支付 100 美元。

盈利模式：

通过向保险公司收费盈利。由于 Bluestar"糖尿病管家"系统可以帮助医疗保险公司减少长期开支，所以在报销上获得了和药品相同的地位，已有两家医疗保险公司表示愿意为用户支付"糖尿病管家"系统使用费——只要医生建议患者使用这一系统，保险公司都会买单。

如何改变用户行为：

（1）Bluestar 根据输入的患者进餐食物和时间，科学计算后，会提醒患者具体在什么时间测量血糖，再结合现在服用的药物类别、剂量、血糖数值变化、进餐食物各项指标配比等数据，向病人和医护人员反馈信息，帮助医护人员及时追踪调整病人的用药。通过这样紧密的病患联系，提高患者的治疗参与度和配合度。

（2）Welldoc 将 Bluestar 申请为处方药，一方面使得 Bluestar 从诸多五花八门的移动医疗应用中脱颖而出；另一方面，作为处方药，医生推荐病人使用的行为变为了医嘱处方，使得坚持使用 BlueStar 显得严肃多了，也更匹配 100 美元/月的使用费用。而说服作为相对占少数并有专业背景知识的医生认可 BlueStar 的价值显然比说服占多数的病患群体要容易得多。

效果：

美国乔治·华盛顿大学医学院的 DC Health Connect 的研究表明，患者对 WellDoc"糖尿病管家"系统反馈非常好，100% 的患者认为能帮助他们获得及时的个性化的反馈，100% 的患者认为此系统能帮助他们更好地监测血糖，而只有 6% 的患者认为输入他们的糖尿病信息非常麻烦。

5.3 健康医疗大数据促进医疗生态系统的创新

近几年，"健康中国"愈发受到社会各界的重视并已上升为国家战略，

"十三五"规划更是将互联网医疗以产业组织形态的形式写入其中,健康医疗大数据成为国家不可替代的重要基础战略型资源。国家卫生计生委2016年10月即提出将福建省、江苏省、福州市、厦门市、南京市和常州市作为第一批进行健康医疗大数据中心与产业园建设国家试点工程的试点省市,走在引领医疗大数据应用安全规范化的前列,积极探索互联网和健康医疗相结合的创新模式和新业态,为打造"健康中国"助力。[18]

就目前我国的医疗发展现状而言,城市的大中型医院信息化程度较高,但是一些社区、县乡的医疗服务机构信息化程度非常低甚至没有信息化,优质医疗资源集中在大城市中的大型医疗机构,一些地方的医疗卫生资源、诊疗和服务能力严重欠缺。不同地域、不同医疗机构之间条块分割现象严重、信息沟通渠道不畅、缺乏组织协调机制,甚至处于无序竞争状态。各医疗区域间、医疗机构间的医疗服务能力差距悬殊,很多医疗机构不仅在医疗规范化建设方面相对落后,而且在医疗服务质量方面也差强人意。信息的闭塞使得很多时候医疗资源错配、医疗资源配置不合理……这一切带来了"看病难、看病贵"等一系列问题。

解决上述问题的有效途径之一是实现各级医疗机构间、城市与县乡、城市与农村间的区域医疗协同和信息共享,也就是建立大数据医疗生态。[19]大数据医疗生态是以互联网为支撑,在大数据技术的推动下,实现不同地区、不同医疗服务机构之间关于患者信息的共享,打破之前的信息闭塞。大数据医疗生态实现了共享治理,可实现居民的连续性医疗,避免重复检查,提高医疗资源利用效率,实现层次化的医疗协同服务体系,提供信息化手段,实现医疗资源利用的合理化和最大化。[20]目前我国医疗卫生体系最严重的问题就是,医疗机构与医疗机构之间信息闭塞,无法实现医疗档案信息互通、医疗档案信息共享,"信息烟囱""信息孤岛"等现象极其严重,建立医疗档案信息共享服务可以实现优质医疗资源共享。医务人员根据信息平台的信息,可以借鉴科学、先进的诊疗方案,提高疾病的治愈率,减少术后并发症。[21]

在大数据的支撑下,医疗生态系统实现了信息之间的共享,患者的医疗信息不再只为个别医疗机构所掌控,医疗大数据的主体数量增多,信息在多个医疗机构之间实现共享,对患者的治疗不再仅仅是一家医疗机构的责任,而是多家医疗机构进行协同治疗,根据病情进行合理的分级,进而实现共享治理。[22]

建立了大数据医疗生态系统之后，对于患者而言，不需要拿着病例到处跑，甚至足不出户就能把病看好。[23] 近年来，在医疗信息化的基础上布局大数据的企业越来越多，在积累了大量数据形成"数据仓库"的基础上，可以产生以个体为单位的时序性的全数据，这些数据对政府、医院管理层、临床专家等都具有极大参考价值。在大数据时代，数据正是"第三次浪潮的华彩乐章"，如今大数据确实已经开始发挥其应有的作用。美国将"大数据战略"上升至国家战略，更是将大数据定义为"未来的新石油"[24]。目前，英国 NICE（国家卫生与临床技术优化研究所）、德国 IQWIG（质量和效率医疗保健研究所）、加拿大普通药品检查机构等都开始了此项目的研究并且取得了初步成果。有大数据参与的远程病人监控可以减少病人的住院时间，实现医疗资源的最优化配置[25]。若使用远程病人监护系统实现预防，不仅可以降低病人出现意外的风险，同时也可节约医疗资源，同时还可以创造社会和经济价值。[26]

此外，由于环境污染日益严重，食品安全不断出现问题，国民饮食结构不均衡、作息不规律的影响，国民罹患疾病的概率提高，疑难杂症明显增多。而各个医疗机构能够诊治的疾病的数目是有限的，遇到疑难杂症往往无任何经验，从而影响疾病的治愈率。[27] 大数据医疗生态系统对于提高医务工作人员的医疗技术水平同样具有鲜明的作用：基于医疗档案共享服务，打破不同医疗机构之间的壁垒，医务人员可以在需要的时刻第一时间获取同行数据或治疗方案作为借鉴，甚至直接通过平台与同行进行技术交流，获取最新的医学资料或经验总结。[28]

总而言之，互联网的发展促进了大数据医疗生态系统的建立，共享医疗生态系统的建立，强化了医疗服务的多主体性，多主体之间的共享治理，一方面可以促进医生之间的沟通，打破不同区域、不同医疗机构之间的信息壁垒，有利于医生更好地进行交流，另一方面，从患者角度而言，信息的共享也使得患者能够接受持续一致的治疗，减少重复支出，能够更加积极地配合治疗，也有利于患者病情的控制和改善。

5.4 健康医疗大数据面临的困境

通过上述分析，健康医疗大数据发展前景十分广阔，但目前国内外健康医疗大数据仍面临着许多层面的瓶颈问题(如图5-3)。

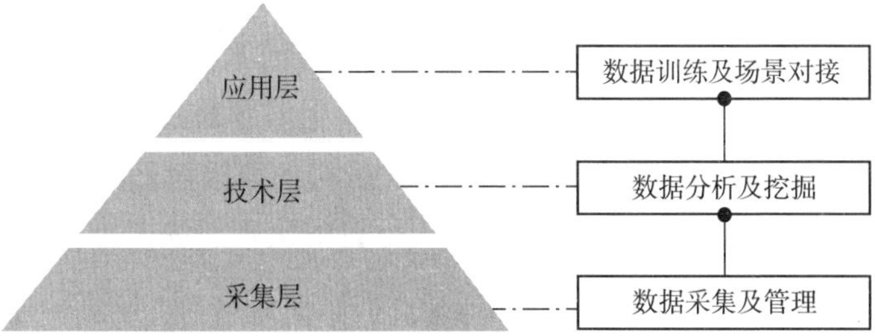

图5-3 健康医疗大数据的瓶颈

5.4.1 数据来源层的困境

(1)在数据来源层,缺乏对微观层面"细颗粒度"的新型自生成数据的采集。目前我们收集、运用医疗大数据的渠道和方式较为单一,甚至略显贫乏。如何采集更"细颗粒度"的数据,推动医疗行业的大数据应用向更深更广处发展,既是医护界的"痛点",也是创业圈眼红的"热点"。

2017年,国务院发布《"十三五"深化医药卫生体制改革规划》,从系统视角对医疗大数据的应用提出了更高的期望和需求。医疗大数据的应用不仅限于医院诊疗过程中,而且应该贯穿于整个人类健康工程中,包括药物研发、临床诊断与治疗、保险支付和商业保险设计,以及健康管理和公共卫生服务等环节(如图5-4)。

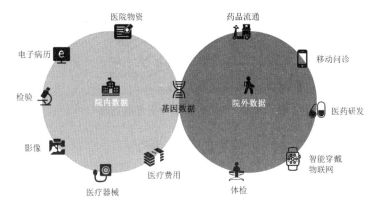

图5-4 健康医疗大数据来源

资料来源:动脉网蛋壳研究院[29]

上图是当前可供使用的大数据来源，然而要实现体验医疗，还需要采集患者的社交网络数据、个体行为数据等，才能深度定制个性化的医疗体验。

（2）医疗大数据采集完成后，遇到的第一个问题就是数据集成问题。目前各医疗机构都有相对充足的信息化水平，但数据间的共通壁垒比较高。先不谈医疗机构之间的数据互联互通，就是同一家医院在不同信息系统中的数据也很难实现互联互通。数据集成平台的出现解决了不同信息系统中的接口问题，让数据流动了起来。但是这些数据分散，都是多系统的异源异构数据，质量规模大，又参差不齐，不完整性显著。

已有的大数据的基础字段标准不统一，数据质量差；存在的行业、行政壁垒、分割导致信息难以互联互通。全国政协委员、中国医学科学院肿瘤医院内镜科主任王贵齐表示：目前我国的很多"医疗大数据"其实达不到大数据的标准，医院记录或产生的大数据存在的一个问题是"大而多"，这些数据不可追溯、不可互联，也不是优良、可评价的大数据。

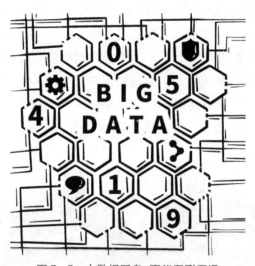

图 5-5　大数据孤岛，不能互联互通

2016年，国务院发布《关于促进和规范健康医疗大数据应用发展的指导意见》，要求加快建设统一权威、互联互通的人口健康信息平台，推动健康医疗大数据资源共享、开放；同年，《"健康中国2030"规划纲要》提出，要消除数据壁垒，建立和完善全国健康医疗数据资源目录体系。2018年上海市卫生计生委信息中心集成上海各级公立医院数据，建立了以费用控制为目标的大数据 DRGs 集成分析平台,并对三级综合医院住院指数费用单价偏离度进行重点监测。对其服务效率、工作负荷、技术水平、费用控制等进行评价,并逐步与政府投入、医保支付、床位规模、绩效工资总量等挂钩。在 2018 年十三届全国人大一次会议上,国务院总理李克强特别提到大数据对于药品监管层面的作用。2018 年 9 月,《国家健康医疗大数据标准、安全和服务管理办法(试行)》正式发布。该办法旨在强化对健康医疗大数据的政策指引,充分发挥健康医疗大数据作为国家重要基础性战略资源的作用。2018 年 11 月,国家医疗保障局局长办公会审议通过《国家医疗保障局医疗保障信息平台建设工程实施方案》,该方案预计将推动医疗云市场的快速增长,加快落地一批省市级医疗云平台,促进跨省的数据互联互通和医保异地结算,推动医保与商保结算系统的对接。同年 12 月,国家卫生健康委办公厅发布《关于印发电子病历系统应用水平分级评价管理办法(试行)及评价标准(试行)的通知》,该通知将电子病历划分为 10 级,到 2019 年,所有三级医院要达到分级评价 3 级以上;到 2020 年,所有三级医院要达到分级评价 4 级以上,二级医院要达到分级评价 3 级以上,此外对医疗数据的互联互通和标准化成熟度测评也做出硬性要求。2019 年 7 月,国务院正式公布了《关于实施健康中国行动的意见》,国务院办公厅发布了《健康中国行动组织实施和考核方案》,国家层面成立健康中国行动推进委员会并印发《健康中国行动(2019~2030年)》,为"健康中国 2030"提供了可行性实施方案。伴随着原卫计委牵头成立的三大健康医疗大数据集团的逐步落地,以政策为抓手、国有资本为主导的医疗大数据监管、存储和应用格局也正逐渐成形。总体来看,政府部门牵头,对实现医疗大数据的互联互通具有强有力的推动作用。

5.4.2　大数据计算和应用层的困境

在数据运算层,目前在深度的医学建模、机器学习、自然语言处理等方面缺乏技术与医学专业人才的跨界合作与深度运用;并且目前主要关注的是临床运算分析,缺乏商务运算层面的全面建模分析。

在数据应用层,医学的复杂应用性与信息科学的专业性存在融合难的问题:在医疗端以 IT 为主导的大数据系统与医院的医疗行为方式无法融合匹配;在应用端现有大数据系统也难以契合多样性顾客需求,使得海量的健康医疗大数据无法予以产业化应用。

医疗和计算机行业具有一定的相似性：知识密集且发展相对不成熟，这就要求从事医疗大数据工作的人员同时了解医疗与计算机行业，这样的复合型人才在当今人才市场中是比较缺失的。我们也看到一批高等教育机构正不断努力开办复合型研究院、开设相应的复合型专业及课程，相信在不远的未来，健康医疗行业的大数据人才短缺问题可能会逐步得到解决。

由于医疗学科与计算机学科融合难，医疗信息系统中的电子病历系统被医生"吐槽"最多，我们整理了如下的原因：

诟病原因一：花费时间多。

·许多医生表示，他们要花费工作时长的一半甚至更多的时间，点击下拉菜单或者是打字输入，而不是同病人互动。

·发表于《家庭医学年报》上的一项 2017 年的研究显示，一名医生在工作日的工作时长大约为 11.4 小时，其中有 5.9 小时需要用来处理电子病历，而仅有 5.1 小时是花在其病人诊疗身上的。

·2016 年，MedScape 调查发现，1.5 万多名医生当中，有 57% 的人表示，电子病历拖累医生，减少了医患面对面交流的时间。

诟病原因二：增加工作负担。

·一名急诊室医生在每一个轮班中，要点多达 4000 次鼠标，电子病历的使用使他们背上重负。

·美国临床检验电子系统创始人、电子病历专家克莱门特·麦当劳(Clement McDonald)博士在 JAMA 上发表的文章指出，医生平均每天要多耗费 48 分钟来使用电子信息系统。

·2014 年，美国电子病历分会调查发现：72% 的医生认为电子病历很难减轻工作负担；54% 的医生认为电子病历增加了工作成本；42% 的医生认为电子病历很难提高工作效率。

·布朗大学医学院副教授 Rebekah Gardner 表示，美国联邦政府极大地扩展了电子病历的覆盖范围，迫使医生输入大量信息，增加了医生负担。

诟病原因三：造成职业倦怠。

·不少研究表明，医生小心翼翼地填写电子病历，可能导致职业倦怠，降低医生的工作效率和工作质量。

·学术杂志《家庭医学》也曾刊文称，繁重的电子数据输入管理要求"正在使我们的医学职业失去人性"，矛头直指电子病历。

诉病原因四：存在风险。

· 位于宾州、致力于为儿科医生提供电子病历服务的 Office Practicum 公司的医学主管 Susan Kressly 表示，如果电子健康档案不能正确使用，则会导致出现医疗失误、医疗事故和医疗诉讼的风险上升。她说，尽管系统会对药物过敏反应发出警报，但是如果医生并未把处方药录入到电子健康档案的正确位置，则报警信息框不一定会"弹出"。

案例：受困于 IT 的美国医疗

医疗领域更常见的情况是，即便在 IT 方面投资巨大，也罕有回报。基于 Intermountain 等中心取得的成功，美国政府在 2011—2017 年间，花费 370 亿美元，用于支持医疗 IT 的普及。但这类系统至今为止，在质量改进和成本削减方面，都没有取得多少成效。

医生满腹牢骚，抱怨这些系统死板，不易操作，而且妨碍到他们与患者沟通，完全是在浪费他们的时间。很多医疗组织艰难地将新 IT 系统整合到既有流程，并在这一过程中遭受着远大于收获的痛苦。比如安德森癌症中心（MD Anderson Cancer Center）2017 年 1 月公布，中心将辞退 900 人，也就是大概 5% 的员工，而主要原因就是使用新 EHR 系统造成该中心严重亏损。广泛的来看，美国目前缺少鼓励医疗组织分享信息的措施，不同 IT 系统兼容性依然较差，导致数据仍被"困在"互不联通的数据库中。

IT 在削减成本和提升治疗质量方面起到的作用有限。医嘱录入等流程的效率没有提高，IT 尚不能协助患者接受快速、准确的检查和药物治疗。很少有组织会深度分析自身 IT 系统中的宝贵数据，了解所提供治疗服务的效率。

换句话说，许多医疗组织使用 IT 只是在监控现有流程和治疗方案；只有较少组织利用这些 IT 系统查看现有流程和治疗方案是否有必要改进，并在必要时采取相应行动。

5.4.3　健康医疗大数据产业发展困境[29]

（1）健康医疗大数据权属问题。

基于目前的法律现状，健康医疗数据的权属问题是很难阐释和清晰界定的，尤其是医疗数据的所有权归属问题。实践中，存在医疗大数据的所有权到底属于患者个人还是医院的争议。有观点认为，医疗大数据反映的是个人的健康状况，理应属于患者个人；也有观点认为，医疗大数据是经由医院采集、录入才能产生的，其存储和保存也在医疗机构，理应属于医疗机构；还有观点认为，医疗数据的所有权在患者个人、控制权在医院、管理权在政府，第三方机构须借助政府的支持和医院的配合方能对其进行商业化开发和利用。当前的实际应用中，健康医疗大数据的权属基本归医院方。医疗数据权属的模糊性，一方面掣肘着健康医疗数据的授权使用，另一方面也给患者的个人信息权保护提出难题并埋下了隐患。

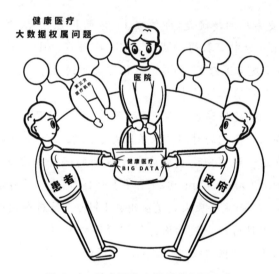

图 5-6　健康医疗大数据的权属之争

（2）健康医疗大数据安全。

《关于促进和规范健康医疗大数据应用发展的指导意见》中提出要采用多项措施保障健康医疗大数据的安全，建立数据安全管理责任制度，制定标识赋码、科学分类、风险分级、安全审查规则。开展大数据平台及服务商的可靠性、可控性和安全性评测以及相关应用的安全性评测和风险评估，建立安全防护、系统互联共享、公民隐私保护等软件评价和安全审查制度。加强大数据安全监测和预警，建立安全信息通报和应急处置联动机制，建立健全"互联网＋健康医疗"服务安全工作机制，完善风险隐患化解和应对工作措施，加强对涉及国家利益、公共安全、患者隐私、商业秘密等重要信息的保护，加强医学院、科研机构等的数据安全防范措施。

（3）健康医疗大数据的隐私。

目前围绕个人信息保护的立法正稳步开展并趋向完善:《民法典》第111条将个人信息权从隐私权中独立出来,专门进行保护;随着公民个人信息权利意识的提高,立法机关在加快制定和出台个人信息保护单行法的进程。《网络安全法》已于2017年6月1日起正式实施,《网络安全法》规定,网络运营者不得泄露、篡改、毁损其收集的公民个人信息;未经被收集者同意,不得向他人提供公民个人信息。但是,经过处理无法识别特定个人且不能复原的除外。根据这条但书的规定,大数据应用必须对公民个人信息进行"脱敏"处理。欧盟《通用数据保护法案》(GDPR)于2018年5月25日正式生效,其颁布意味着欧盟对个人信息的保护及监管达到了前所未有的高度,堪称史上最严格的数据保护法案。立法者有意从制度设计层面为大数据的应用留下可行性空间,以取得个人信息保护和公众利益之间的平衡。

5.5　健康医疗大数据创新的未来发展机遇

要想激发出健康医疗大数据的高附加值,需要专业技术人员通过对海量、分散、多样数据的获取、存储、解释和开发,来剥离、获取可以反哺健康医疗服务产业工作的新知识、能力和价值。因此,健康医疗大数据的发展关乎国计民生,具有重大的战略性意义。国家进行了"1+5+X"的健康医疗大数据战略布局:

• 1个国家中心:将汇聚全体公民健康医疗大数据,形成以"全息数字人"为愿景的健康科技产业生态圈,涵盖每个公民所有涉及生产、生活、生命的全过程全周期的生理、心理、社会环境等数据,预计采集和应用的数据规模将达到1000 ZB以上。

• 5个区域中心:将按照国家总体规划、按照地域布局进行建设。确定福建、江苏、山东、安徽和贵州为五大区域数据中心试点省份,建设国家健康医疗大数据区域中心,其中江苏省被拟定为健康医疗大数据华东中心。

• X个应用发展中心:主要指在国家中心和5个区域中心建设带动下,各省区市在依法依规负责收集汇聚上报国家的健康医疗大数据基础上,开展应用创新及产业园建设。

三大国家级健康医疗大数据产业集团

1. 中国健康医疗大数据产业发展集团公司

2017 年 4 月 13 日,在国家卫生和计划生育委员会和国务院国有资产监督管理委员会的指导下,中国电子信息产业集团公司、国家开发投资公司、中国联合网络通信有限公司、中国国有企业结构调整基金股份有限公司共同发起设立中国健康医疗大数据产业发展有限公司。该公司将致力于孵化和培育健康产业,构建健康医疗大数据产业生态系统,推动国家基础性健康医疗大数据建设,从而提升健康医疗服务效率和质量,满足人民群众多样化健康需求,进一步提高人民群众健康医疗获得感。

2. 中国健康医疗大数据科技发展集团公司

2017 年 6 月 1 日,由中国科学院控股有限公司、中国银行、工商银行、中国电信、中国信达、广州城投等公司宣布筹建中国健康医疗大数据科技发展集团公司,与相关试点城市政府签约,并进驻项目建设现场。按照国家战略布局,该集团将利用大数据等技术建立健康医疗大数据,为缩小医患信息鸿沟、减少医疗资源重复配置、丰富健康医疗手段、防控传染病流行病发生等方面工作提供新手段。

3. 中国健康医疗大数据股份有限公司

2017 年 6 月 20 日,中国健康医疗大数据股份有限公司宣布筹建,由中国移动通信集团公司与浪潮集团有限公司作为发起方,携手国新控股、国家开发银行、工商银行、农业银行、中国银行等多家企业共同组建。该公司的目标是整合央企和行业内知名上市企业的相关优势资源,在健康医疗大数据中心、精准医疗、医疗支付等产业链重点环节投入建设;以资本为纽带,加强联合创新,打通全产业链数据,促进健康产业的孵化和培育,构建健康医疗大数据产业生态系统。

从传统医疗服务模式到体验式医疗服务模式,健康医疗大数据的发展路径如图 5-7 所示:

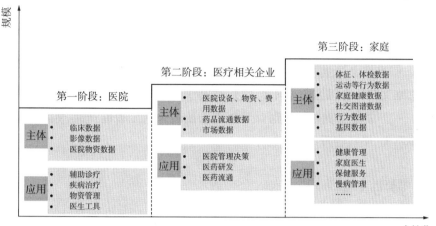

图 5-7 健康医疗大数据发展路径

图片来源:参考蛋壳研究院《进入价值输出时代》整理而得。

当前大部分企业对健康医疗大数据的开发应用处于第二个发展阶段,而接下来第三阶段是发展的机遇所在:一方面,扩大健康医疗大数据搜集的对象,不仅要包括现有的医院内部数据、医药数据、医保数据,还要包括更加"细颗粒度"的个体化数据,如运动轨迹等行为数据、家庭成员的健康数据、社交图谱数据、基因数据等。另一方面,有了这些更细化的数据后,就可以开展更广阔的应用,例如进行全生命周期的健康管理、按照个体需求提供美好的医疗服务体验、进行慢病的预防与管理等。

根据上述三个层次的关键瓶颈问题,结合现状与未来趋势,我们可以看到健康医疗大数据在以下三个层面都有更多的发展机遇。

(1)数据来源层:

· 建立和推广统一的大数据字段标准,为大数据之间的互联互通做好基础建设。

· 促进医疗机构之间信息的互通互联,通过行政制度或者市场激励机制等鼓励数据信息在可控范围内流通。

· 在完善法律制度、隐私保护措施的基础上,搜集新型的细颗粒度健康医疗大数据,例如社交图谱数据、轨迹数据等。

(2)数据运算层:

· 吸引大数据运算的高端专业人才,运算的关键在于建模,人才是核心。

· 基础设施建设的提升，大数据运算能力是基础。

（3）数据应用层：

· 培养大批能够将大数据应用于医疗场景的复合型人才，培养既懂医学思维又懂信息思维的复合型人才，弥补学科之间的鸿沟。

· 开发能够真正符合医疗系统需求的各种人工智能产品，如临床辅助决策系统、慢病管理系统等。

参考文献

［1］Schoenhagen, P., Mehta, N. 2017. Big data, smart computer systems, and doctor - patient relationship.European Heart Journal, 38(7), 508.

［2］Maged N. Kamel Boulos, Ann C. Brewer, Chante Karimkhani, David B. Buller, and Robert P. Dellavalle. 2014. Mobile medical and health apps: state of the art, concerns, regulatory control and certification. Online J Public Health Inform. 2014; 5(3): 229.

［3］Russ, H., Giveon, S. M., Catarivas, M. G., Yaphe, J. 2011. The effect of the internet on the patient-doctor relationship from the patient's perspective: a survey from primary care. Israel Medical Association Journal, 13(4),

［4］刘颖.医疗行业大数据分析的应用初探［J］. 装饰, 2014 (6):40～43.

［5］Lester R T, Ritvo P, Mills E J, Kariri A, Karanja S, Chung M H. 2010. Effects of a mobile phone short message service on antiretroviral treatment adherence in Kenya (WelTel Kenya1): a randomised trial. Lancet 376: 1838～1845.

［6］Wactlar, H., M. Pavel, W. Barkis. 2011. Can Computer Science Save Healthcare? CCCBlog. http://www.cccblog.org/2011/11/11/can-computer-science-save-healthcare/

［7］McKinsey 2013. Disruptive technologies: Advances that will transform life, business, and the global economy.

［8］Krishna S, Boren S A, Balas E A. 2009. Healthcare via cell phones: a systematic review. Telemed J E Health. 15(3) 231～240.

［9］Free, C, Phillips G, Galli L, Watson L, Felix L, Edwards P, et al. 2013. The Effectiveness of Mobile-Health Technology-Based Health Behaviour Change or Disease

Management Interventions for Health Care Consumers: A Systematic Review. PLoS Med 10(1).

[10] Pop-Eleches C, Thirumurthy H, Habyarimana J P, Zivin J G, Goldstein M P, de Walque D, et al., et al. 2011.Mobile phone technologies improve adherence to antiretroviral treatment in a resource-limited setting: a randomized controlled trial of text message reminders. AIDS, 25: 825~834.

[11] Goldfarb, A, Tucker C. 2011. Online display advertising: Targeting and obtrusiveness. Marketing Science. 30(3):389 - 404.

[12] Iyengar, S. S., and M. R. Lepper. 2000. When Choice is Demotivating: Can One Desire Too Much of a Good Thing? Journal of Personality and Social Psychology, 79 (6), 995~1006.

[13] Klein, WM., ME. Stefanek. 2007. Cancer risk elicitation and communication: lessons from the psychology of risk perception. CA: A Cancer Journal for Clinicians. May-Jun; 57(3):147~167.

[14] Maged N. Kamel Boulos, Ann C. Brewer, Chante Karimkhani, David B. Buller, and Robert P. Dellavalle. 2014. Mobile medical and health apps: state of the art, concerns, regulatory control and certification. Online J Public Health Inform. 2014; 5 (3): 229.

[15] Maged N. Kamel Boulos, Ann C. Brewer, Chante Karimkhani, David B. Buller, and Robert P. Dellavalle. 2014. Mobile medical and health apps: state of the art, concerns, regulatory control and certification. Online J Public Health Inform. 2014; 5 (3): 229.

[16] Zeevi, D., T. Korem, N. Zmora, D. Israeli, D. Rothschild, A. Weinberger, O. Ben-Yacov, D. Lador, T. Avnit-Sagi, M. Lotan-Pompan, J. Suez, J. A. Mahdi, E. Matot, G. Malka, N. Kosower, M. Rein, G. Zilberman-Schapira, L. Dohnalova, M. Pevsner-Fischer, R. Bikovsky, Z. Halpern, E. Elinav, and E. Segal. 2015. Personalized Nutrition by Prediction of Glycemic Responses. Cell. 163, pp 1079~1094.

[17] 王文娟,付敏."健康中国"战略下医疗服务供给方式研究[J]. 中国行政管理, 2016(6).

[18] 文学国,房志武.中国医药卫生体制改革报告[M]. 社会科学文献出版社,2016.

[19] 康瑛石，郑子军.大数据整合机制与信息共享服务实现[J]. 电信科学,2014,30 (12): 97~102.

[20] Tonsaker, T., Bartlett, G.,Trpkov, C. 2014. Health information on the inter-

net: gold mine or minefield?. Canadian Family Physician, 60(5), 407~408.

［21］黄河，苏焕群，贺莲，郑利荣.大数据环境下医学信息资源建设与共享的经济效益分析[J]. 中华医学图书情报杂志,2016,25(8)：70~72.

［22］Tiwana, A. 2015. Evolutionary competition in platform ecosystems. Information Systems Research (26:2)266~281.

［23］Pinsonneault A, Addas S, Qian C, et al. 2017. Integrated Health Information Technology and the Quality of Patient Care: A Natural Experiment. Journal of Management Information Systems, 34(2):457~486.

［24］Phillips, R. L. Jr. and A. W. Bazemore. 2010. Primary Care And Why It Matters For U.S. Health System Reform. Health Aff . vol. 29 no. 5806~5810.

［25］Van, D. A. B., Dulewicz, V. 2015. Doctors' trustworthiness, practice orientation, performance and patient satisfaction. International Journal of Health Care Quality Assurance, 28(1), 82~95.

［26］Nes AA, van Dulmen S, Eide E, Finset A, Kristjánsdóttir OB, Steen IS, Eide H. 2012. The development and feasibility of a web-based intervention with diaries and situational feedback via smartphone to support self-management in patients with diabetes type 2. Diabetes Res Clin Pract. 97(3):385~393.

［27］Yan L, Tan Y. 2017. The Consensus Effect in Online Health-Care Communities. Journal of Management Information Systems, 34(1):11~39.

［28］张晓纲.医院信息化对医疗质量控制的应用研究[J]. 现代医院管理，2013,11(2)：5~9.

［29］蛋壳研究院.进入价值输出时代,2018 医疗大数据产业报告[R].

第六章 未来医院管理模式的挑战和趋势

有了技术创新和服务创新并不能必然带来组织的成功,还需要新的运营管理模式与之匹配。无论是在医疗行业还是其他行业,仅仅有技术创新,但是支持新技术的关键流程、关键资源、盈利模式等没有发生相匹配的变化,仍然会导致失败。

案例:运营管理模式的变化跟不上技术的创新步伐

2013年,赵博和他的几个朋友一起创业,在北京成立"完美幻境"。一年之后,他们取得了一定的技术创新成果——重点聚焦VR头显的研发,并逐渐积累了一定的知名度。但VR技术不仅要依托硬件,还离不开内容运营。于是,他们决定开发一个硬件产品——全景相机。

经过5代产品迭代,研发的产品已基本达到可量产阶段,2015年11月,英特尔向其投入百万美元的天使投资。与此同时,在美国圣地亚哥举行的英特尔投资全球峰会上,"完美幻境"发布了Eyesir 4K VR全景相机,该产品能实时拼接,支持360°*360°记录拍摄,并支持VR头显观看。发布之后,订单量达到了1000台。2016年2月,为了尽可能创造天时地利人和,"完美幻境"南迁深圳。与此同时,"完美幻境"完成千万元A轮融资。

然而,正当订单大幅度增长之际,问题也暴露出来——由于业务流程不匹配,产品供应,跟不上订单速度,导致许多订单无法按期交货。例如,"完美幻境"曾和很多有直播和视频业务的互联网公司合作,但是签了协议后,本来约定5月份供货,但交货日期会一直拖到8月,就像去商场买手机发现商家没货——半年都没有供货,最终合作伙伴都放弃了与"完美幻境"的合作。

2017年2月27日,由于资金链断裂,公司宣布倒闭。

本章我们将详细讨论面向未来的医疗服务提供方（如各级医院、专科医院、诊所等）该如何进行运营管理模式的创新，从而将技术创新和服务创新带来的新价值传递给顾客。

6.1　三种不同的医院运营管理模式

医疗服务提供机构是一类特殊的组织，与其他行业组织类似，也具有不同的运营管理模式。借鉴克里斯坦森的商业模式创新理论，我们可以将医疗服务提供机构的运营管理模式分为三种：专家主导模式、增值服务模式、平台管理模式。[1]

（1）专家主导模式。

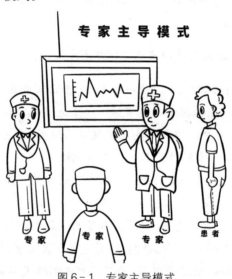

图 6-1　专家主导模式

专家主导模式解决的是非常规性的问题，通过个体性的分析来提出解决方案。例如麦肯锡咨询公司根据每个公司独特的资源、能力，需要解决的问题，提出解决方案；大部分广告策划公司和法务单位都是在专家主导模式下运作的。该运营管理模式的盈利模式是按项目付费，每提供一项服务，顾客就按照项目来支付费用，而不是根据项目执行结果来付费。在该模式中，关键资源是提供该项服务的专家，这些专家依靠专业直觉、专业训练、分析和解决问题的能力来探明复杂问题的起因，然后向顾客提出解决方案和建议。关键业务流程是专家与顾客进行深度了解互动,从而提出可行的解决方案。

在综合医院和大型专科医院,一般都是以专家主导模式为主,尤其是属于"直觉医疗"领域的疾病诊治。受过高级专业训练的医疗专家个体或者团队,根据患者的检测数据以及症状表现,得出综合判断,然后提出和采用适当的治疗方法来检验自己的诊断是否正确;循环多次,直到发现患者真正的病因并采用正确的治疗方案为止。

(2) 增值服务模式。

增值服务模式顾名思义就是通过整合全过程中的资源(人力、原材料、设备、资本等)投入,转化获得更优的价值输出。增值服务模式在日常生活中更为常见。例如汽车制造商将各种汽车零部件以某种规则组合起来,增加了原本零散部件的价值,然后将整车卖给消费者。增值服务模式是按照结果收费,例如不同品牌、不同档次的车辆价格不同。该模式的关键资源是生产环节和设备,当生产环境和设备能够支持企业重复、标准化操作时,企业可以专注于流程改进,以低价格稳定地提供高质量的服务和产品,从而给企业带来更多的价值增值。

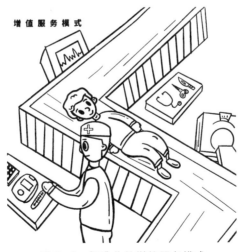

图 6-2　标准化的增值服务模式

实际上,一些医疗项目也会采用这种模式,尤其是对于可以精准诊疗的疾病。另外,还有一部分项目在经过专家主导模式确诊后,可以采用增值服务模式来治疗。疾病的诊断和治疗是可以采用两种不同运营管理模式来进行的。

因为采用增值服务模式的机构向顾客提供价值时,往往不需要依赖专家的直觉,而是按照固定的设备和流程,产品或者服务都是提前定价,能基本预估成本和利润。同时还会有质量保证,提供多少年的保修服务。这似乎与医疗服务场景不太契合,但实际上,很多医疗机构都能够做到增值服务。例如,当前大力推行的 DRGs 付费方式,就是基于增值服务模式的理念,将某一特定类型疾病的治疗以"打包价"的方式交给医院,医院负责治好该类患者,如果成本投入较低,那么医院的收益就会增加,反之则会亏损。Geisinger Health System 的 Proven Care 计划并选择了心脏搭桥手术来做增值服务模式,该医疗组织向保险公司收取固定的费率,并承诺提供 90 天"质保"。

（3）平台服务模式。

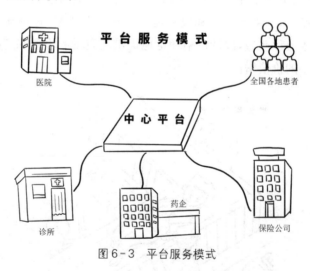

图6-3 平台服务模式

平台服务模式与上述两种模式有很大区别,它是依靠顾客在系统内部买进卖出并与其他参与者发生价值交换来获利。例如个人银行业务,一部分顾客向银行存款,另一部分顾客向银行贷款,银行从中获取收益。典型的电子商务平台,淘宝、天猫、京东等都是通过卖家与买家在网上的买卖行为来获益。平台服务模式能够以更低的成本来提供高质量的服务,非常适合慢病的管理。

6.2 综合医院的运营管理模式创新

为了提供全生命周期的更高质量、更低成本、更高效率和更高可及性的健康医疗服务，面向未来的医院应该转变现有的运营管理模式，以更好地传递突破性技术和服务创新所带来的顾客价值。按照前文所提到的医疗健康领域新价值的两个维度，可以发现当前的医疗服务提供商可以被划分到四个不同的维度：三甲医院处于规模大但个性化程度低的象限 1 中；社区医院处于规模低且个性化程度低的象限 2 中；部分高端医疗服务机构处于规模小、个性化程度较高的象限 3 中，例如某些医院中设置的"高端医疗部"、高端健康体检中心等（如图 6-4）。那么如何向高个性化和高规模化的未来医院转型呢？本节我们探讨大型综合医院应该如何进行运营管理模式创新。

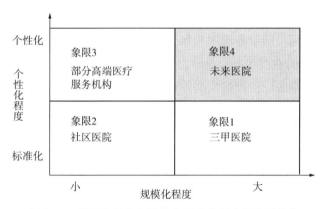

图 6-4 不同个性化和规模化程度的医疗服务提供商

第一步是拆分。当前大多综合医院成本高、效率低下的关键问题在于没有区分不同的运营管理模式。根据医疗诊断和治疗的不同发展阶段与特征，采用的相匹配的运营管理模式（如图 6-5）有：

象限 1：实际上，随着医药、器械、诊断等技术的不断发展，很多疾病的诊断与治疗已经趋于精准化和标准化，此时可以采用增值服务的运营管理模式，通过规模化和标准化来降低成本、提高效率。同时，此类疾病采用 DRGs 分组的医保支付方式能够最优化成本支出。根据相关核算，只应用增值服务模式的医院和诊所通常能以低 40%～60% 的费用提供医疗服务。

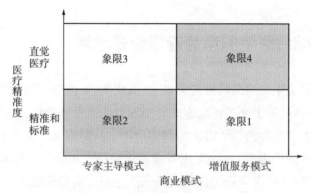

图 6-5 医疗服务提供者的运营管理模式

象限 2：采用专家主导模式来进行精准和标准治疗，专家主导模式是采用按照项目付费的方式，因此这可能会导致产生不必要的检查服务项目等，大大增加了成本和降低了效率。而这是当前很多综合医院都在采用的方式，这带来了很多医疗问题。

象限 4：采用增值服务模式来解决需要进行直觉医疗的问题，这在商业上是不可持续的，在技术上也是难以实现的，这种模式基本上很少见。

象限 3：直觉医疗阶段的疾病诊断和治疗仍然需要依靠资深医生的专业经验和直觉来分析判断，仍然需要通过专家主导模式来进行。当前国内的综合医院也都是按照此种模式在做，但是仍然存在许多问题。最关键的是需要在当前的专家主导模式的基础上更进一步实施"多专业协作"的专家主导模式，即整合型诊疗模式。因为疾病产生于人体多个相互依赖的系统中，仅从某个单一的系统出发诊断疾病，显然无法找到一个和这种疾病系统性特征相一致的解决方案。

案例：国内外多专家协作的专家主导模式

克利夫兰诊所内部有多个研究所，每个研究所采取的都是一种整合型的诊疗模式。其中一个神经学研究所就是由神经外科医生、神经科医生、精神科医生以及其他相关人员组成，这些人员的工作流程被有效地整合在一起，从而能使诊断和治疗的过程得到最大程度的优化。

在国内，最接近"多专业协作"的专家主导模式是临床多学科综合治疗团队（Multi-Disciplinary Team，MDT）。MDT 已成为国际医学领域的重要医学模式之一,其目的是使传统的个体式、经验式医疗模式转变为现代的小组协作、决策模式。

安徽医科大学第一附属医院是安徽地区首家开展 MDT 诊疗模式的医院,推行 MDT 之初就制定了会诊中心的方案,从组织架构、实施措施等方面都做了合理安排。

从上至下的 MDT 组织架构,分别为 MDT 的负责人、配合秘书、监管临床重症带头人、重症护理专家、临床药剂师及影像学专家等,最后是执行层相关学科临床医师。在这一模式之下,MDT 专家组成为 MDT 的核心,该角色的选聘要求兼具一定专业学术水平和团队合作能力,以便促进团队合作的同时不忘实时跟进关注领域最新的理论和临床实践,确保病人获得及时恰当的诊断和治疗。秘书(协调员)专职负责协调联络工作,是 MDT 高效规律运行的必要条件,负责安排会议、收集病人资料、记录病人诊断治疗的决议,协调、沟通 MDT 成员之间的关系(如图 6-6)。

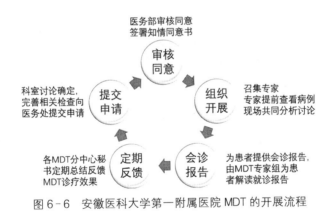

图 6-6　安徽医科大学第一附属医院 MDT 的开展流程

6.3　基层医疗机构的运营管理模式创新

基层医疗卫生机构一般是指社区卫生服务中心和站点、乡镇卫生院和村卫生室,主要职能为承担社区基本医疗和基本公共卫生服务,是社区居民的健康守门人。近几年来,国家以"分级诊疗"为核心,积极推进各项政策。所谓分级诊疗,就是按照疾病的轻重缓急及治疗的难易程度进行分级,不同级别的医疗机构承担不同疾病的治疗。从全科检查到专科治疗的分级诊疗模式,目的是实现基层首诊、双向转诊、急慢分治、上下联动,最终形成小病在社区、大病进医院、康复回社区的理想就医格局。建立分级诊疗制度是个复杂的系统工程,涉及面广,情况复杂,需要一个长期的过程。随着分级诊疗制度的进一步落地,基层医疗卫生机构的地位大大提升,同时对其医疗能力的要求大大提升。

经过多年的发展提升,当前基层医疗机构还面临着三大痛点和亟须解决的问题:① 基础设施(包含检验、药品等方面)问题:要让基层患者小病能获得检查、治疗。② 效率问题:主要指要将他们从现有的烦琐的重复性劳动中解脱出来。③ 诊疗能力提升问题:要提升基层医生的服务能力,逐步建立起信任,拓展服务内容,实现医生收入与服务质量双提升的良性循环。

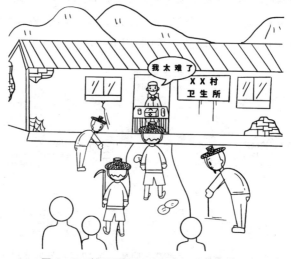

图 6-7　基层医疗卫生机构:"我太难了"

在药品方面,根据《中国卫生政策研究》杂志在 2018 年的调查统计,31％的基层医疗机构存在药品供应不足,其中有 13％存在药品供应严重不足。针对国家基本药物目录能否满足基层医疗机构的用药需求,只有 55％的机构表示能满足;25％的机构表示仅有几个特殊人群用药目录不能满足;20％的机构表示不能满足,需要完善目录。在检验检测方面,如何低成本、快速地完成一些常见病的常规检测,是基层医疗机构的核心诉求。如果在基层没法拍片,那么病人就会拥向大医院。在医学影像检查方面,当前基层医疗机构主要面临两个问题:一是缺乏影像检验设备;二是配备了设备,但放射科医生数量不足,设备闲置严重。例如虽然政府拨款为部分乡镇卫生院配备了 DR 设备,但"机器好配,人难配"。目前我国医学影像数据规模的年均增长率约为 30%,而放射科医师数量的年均增长率约为 4.1%,放射科医师数量的增长远不及影像数据规模的增长。基层缺人、医师培养周期长、设备闲置等问题困扰着资源本就匮乏的基层医疗机构。[2]

我们认为基层医疗卫生机构可以从运营管理模式上进行创新来缓解当前的难题。

(1)创新慢性病管理模式,降低成本,增加成效。

慢病管理是基层医疗卫生机构最重要的职能之一。随着医学技术、器械、药品的发展,许多曾经致命的疾病转化为慢性病,这些胜利值得庆祝。但是,慢性病患者的数量增长以及持续的健康医疗费用增加都成为导致医疗费用失控的关键因素。其中,一个重要的原因在于,现有慢性病管理的运营管理模式主要是采取专科医生和综合医院收取治疗服务费的形式。然而,这一模式是针对急性疾病而建立的,是通过治疗疾病而不是维护健康来赚钱。

2017 年 6 月 20 日,国务院办公厅印发的《关于进一步深化基本医疗保险支付方式改革的指导意见》在"实行多元复合式医保支付方式"中指出:长期、慢性病住院医疗服务可按床日付费;对基层医疗服务,可按人头付费,积极探索将按人头付费与慢性病管理相结合。所以,我们来探讨关于慢性病的管理如何在新的医保支付方式下进行运营管理模式创新。

医疗服务中最常见的疾病分类是按时间长短将疾病分为慢性病和急性病两种,但这只是一种描述性分类,没有说明怎么去治疗这些疾病。各种慢性病之间存在着根本差异,需要区分界定不同类别的慢性病,为它们建立不同的运营管理模式(如图 6-8)。

图 6-8 右边一栏的疾病称为"基于规则的慢性病"。它们的特征是对于这些疾病的治疗已经属于循证医疗或精准医疗范畴,有基于规则的诊断和治疗方案,单个医生就可以完成,对于此类疾病的治疗颠覆式创新的机会在于,随着颠覆式技术的运用,将来全科医生甚至执业护士可以参与诊断和治疗。

图 6-8 左边一栏的疾病称作"直观型慢性病"。人们对其病因和治疗方案还不清楚。首先,这类疾病我们了解到的常常是"症状",是几种不同内在

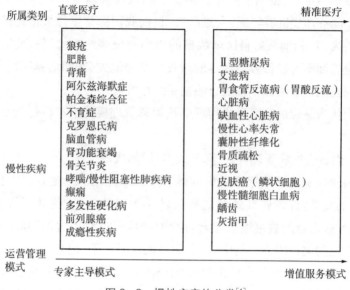

图6-8　慢性疾病的分类[1]

因果关系机制的外在表现，病因不同。其次，这类疾病的病因很可能涉及多个器官系统，甚至与个体基因和环境因素相关，如红斑狼疮，使得诊断和治疗更加复杂。[1]对于这类疾病，运营管理模式创新需要把多个医疗领域的专家整合起来协作互动，利用任何可用的数据反复试验，直到找到最佳治疗方案。这种"分工协作的模式"正在创造一个非凡的创新机会。

对慢性病来说，诊断和治疗方案仅仅是治疗的开始，之后病人需要坚持治疗，甚至是终身治疗。同时，这些治疗常常还需要病人进行大量让人感到厌恶的行为调整。所以，既有效地帮助病人坚持应对挑战，又有利可图，这已经远远超过了传统医疗机构的业务范围，但这也给跨界者提供了新的机遇。

图6-9中，纵轴衡量的是病人通过坚持治疗来避免出现疾病症状或并发症的内在动机，也就是病人对不坚持治疗的后果严重性的感受程度，如不戴眼镜立刻就看不清东西；相反，对肥胖的后果大家都清楚，但"明天"永远是减肥的开始。横轴表示治疗方案要求患者在多大程度上改变行为习惯。对最左侧的病人而言，坚持吃药就是全部；与之相反，右侧需要病人甚至家人进行广泛的行为改变。

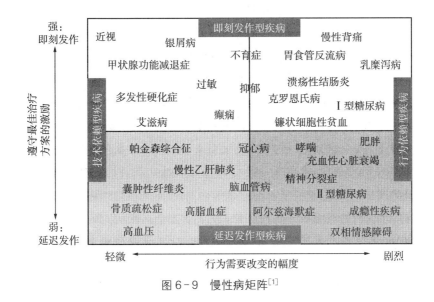

图 6-9　慢性病矩阵[1]

因此,依据图 6-9,从患者坚持治疗的角度,我们划分了四种慢性病的类型,并相应讨论它们的颠覆式运营管理模式。

Ⅰ. 技术依赖型疾病:患者的自我管理。

左上角的技术依赖型患者如果不坚持治疗,病情就会立刻发作。因此,对这类疾病的处理办法也是相对简单快捷的:医生在确诊病情后,对症开具治疗处方,病人遵医嘱采取治疗措施,后期再由医生跟进检查确认痊愈。现在,在新的医改支付方式下面,将此类疾病检查放在基层医疗机构是可以完成的。

Ⅱ. 行为依赖型疾病患者:协调网络运营管理模式。

就像戒酒一样,右上方的病人如果不坚持治疗,疾病就会发作,但他们又需要较大程度地改变行为模式。所以,基层医疗服务机构可以建立协调网络模式,让患者自己提供内容,建立圈子分享信息。基层医疗服务机构可以通过网络建立激励机制,或者通过医疗专家提供治疗信息,目的是提高患者自愿加入网络、自愿改善带病生活品质的动机。对于此类疾病的治疗,可以由基层的医疗机构和现在的一些慢病治疗公司(如一些治疗糖尿病的平台)合作完成。

Ⅲ(Ⅳ). 治疗延迟发作型疾病:创新者、跨界者的“春天”。

针对图6-9底部的两类慢性疾病，基层医疗服务机构可以与某些机构合作，为成员提供所需的全部医疗服务，通过帮助患者维持健康而获利。这两类疾病治疗可以由一些创新的医疗机构和跨界的企业完成。

第一种：会员付费形式的"疾病管理模式"。

案例： Healthways公司雇佣执业护士至少每周给每位会员打一次电话，搜集病人数据，监控治疗方案，教授病人自我管理的方法，提供长期的定制化治疗方案等。他们的主要顾客是大型企业，如通用电气、惠普等，这些企业通过支付固定年费，来为某些花费高昂的慢性病雇员提供健康保健服务，降低医疗费用。[①]

第二种：整合式收费固定型提供商。

案例： 恺撒医疗集团拥有自己的医院、诊所、保险公司等。恺撒医疗集团要求它的会员按月或年对其所需要的所有医疗服务预付一笔固定费用，这样他们就有动力通过保障会员健康，提高医疗服务满意度来降低成本。在这个模式中涌现出来的各种患者自我检测设备，如血糖仪等，开始发挥颠覆性的作用。

对于慢性病患者来说：疾病诊断、给出治疗方案和确保患者坚持治疗是两个完全不同的业务，但它们却是一个完整的医疗服务保健过程。很多时候治疗效果不尽人意，并非因为医生医术不精，而是无法长期持续监督确保患者坚持接受治疗，新的医疗需求由此产生——需要有一些组织机构专门负责根据医生给出的治疗方案确保患者坚持接受治疗。

（2）采用新技术，如远程医疗、AI辅助决策系统等。

在核心资源（医生）不能快速增加的限制条件下，新技术可以为基层医疗机构赋能，促进其服务能力快速提升。远程医疗技术、AI诊疗决策辅助系统，将成为提升未来社区医院功能的核心技术。如第三章所提到的，当前的远程医疗技术飞速发展，尤其是即将在5G全面普及的情况下，远程医疗将大大提升基层医疗卫生服务机构的服务能力（如图6-10）。建立在健康医疗大数据基础上的AI辅助决策系统，可以辅助基层医疗卫生机构的全科医生更好地做出诊疗决策。

① 案例来源：Healthways官网 http://www.healthwaysinc.com/

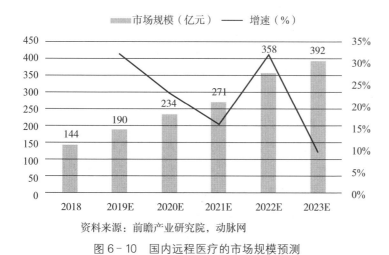

市场规模（亿元）　——增速（%）

资料来源：前瞻产业研究院，动脉网

图6-10　国内远程医疗的市场规模预测

案例：心医国际，云医疗赋能基层医疗

贵州作为国家首批远程医疗政策试点省，在全国率先实现乡镇卫生院远程医疗全覆盖，贵州已成为远程问诊的国家级示范基地，而这些成果背后的承建方，就是心医国际数字医疗系统（大连）有限公司（以下简称"心医国际"）。不只是贵州，心医国际还承建和服务了陕西、青海、河南、江西、广西和新疆等7个省级远程医疗平台。同时，成功服务了175个各级各类医联体，通过联结、运营、数据三大核心优势，提供涵盖诊疗、教学、科研、管理以及相关多维度医疗的云应用服务，打造了连接医疗机构、医生、患者的医疗高速路。目前该公司已搭建覆盖全国31省6000多家医院的远程医疗网络，铺建并运营全国最大的云医疗平台。

全方位的战略布局：心医国际通过搭建连接上下级医院的云医疗平台，在平台开展远程业务运营、医联体、学科建设等服务，就是解决"看病难，看病贵"这一问题的途径之一。远程医疗主要包括远程患者检测、视频会议、在线咨询、个人医疗护理装置、无线访问电子病例和处方等。心医国际提出的战略可以总结为：云技术＋云服务＋云专科"三维一体"业务模式，打造全方位的云医疗网络。

•云技术：心医国际在全国设立5大研发中心、270余人独立研发团队、超过200人的远程运营和质控团队，具备医院内医院间服务的全部技术能力,并形成完备的整体解决方案。

• 云服务:心医国际中心拥有业内唯一的"医联体建设+可持续运营"服务模式。该模式能实现与基层医生的多终端互动联结,以"IT+学科+运营"整体规划医联体建设,为政府及医疗机构提供咨询、设计、实施、运营一揽子解决方案。

• 云专科:心医国际构建的全国最大医疗云应用平台网络,可纵向联结科室,设立、完善、规范学科发展方向,同时实现临床路径规范化及专家经验数据化,以专科为主线、以数据为驱动,推动医院品牌科室的打造,促进医疗相关服务的效率提升,为患者创造价值。

正因如此,心医国际不断联结实体医院,以共享高效的云医疗网络,使传统医疗的服务边界不断扩展,真正实现赋能基层医疗。

案例:UMMC 医院的远程医疗中心[①]

1999 年,密西西比州只有一家一线医院 UMMC,还有 99 家急症医院,其中 3/4 在农村地区。急症医院没有专科医生,不做手术,因为没有产科医生,甚至没有妇产科。时任 UMMC 急诊护理临床负责人的克里斯季·亨德森(Kristi Henderson),看到 UMMC 杰克逊外伤中心内的拥挤状况,以及源源不断远道而来寻求医疗的农村患者,心想:何不逆转这个流向? 可以通过远程医疗系统,让社区小诊所分享集中在 UMMC 的医疗资源。

于是她开始着手试点相关项目,让杰克逊外伤中心的医疗团队与各地重要可及医院里负责基础护理的医生和护士建立联系。本地医院负责接收患者,稳定患者状况,进行简单处理,安排化验和心电图检查,并进行基础的影像检查;UMMC 杰克逊外伤中心的急救团队则通过专用的屏幕观察患者状况,看 X 光片和其他影像资料,诊断问题,将治疗计划详尽地告知本地医护人员,提供后续跟进。患者后续可前往 UMMC 杰克逊外伤中心就诊,也可以通过网络获得远程协助。

这个名叫 Tel Emergency 的网络,将专业人员和设备等稀缺资源集中在 UMMC 杰克逊外伤中心。中心提供高端治疗,让社区本地医院提供简单处

---

① 案例来源:维贾伊·戈文达拉扬,拉维·拉玛穆提:《自下而上促进医疗服务转型》,《哈佛商业评论》,2018

理,作为分支服务点。这样的远程医疗网络减少了患者转院,节省了交通费用,让更多患者在本地医院得到治疗,治疗费用比 UMMC 减少一半。远程网络还为社区医院增加了急诊能力和收入来源,帮助这些经济状况无保障的小医院得以维持运营。

UMMC 的项目显示,远程医疗系统发展良好,超出预期。亨德森在2003 年与 3 所社区医院合作试点,之后 10 年,她将项目推广到整个密西西比州,增加了 14 所合作社区医院。2008 年,UMMC 远程医疗网络开始扩展急诊以外的其他服务。时至今日,UMMC 为密西西比 200 多家医院和服务中心(其中包括学校和监狱)提供了 35 项专科医疗服务。

随着 Tel Emergency 网络发展,越来越多的急诊患者在本地医院得到了治疗,不必前往 UMMC 求医。很多原本会直接去 UMMC,不在本地就医的患者,也开始选择更便宜的本地医院。2011 年,UMMC 正式成立远程医疗中心,将所有新的远程医疗服务合并入原有的 Tel Emergency。2017 年,美国卫生资源与服务管理局授予 UMMC 为全国两家杰出远程医疗中心之一。

(3) 与多方合作,建立医疗生态系统。

单个的基层医疗机构医学检验需求量小、缺乏检验设备、专业人才不足,导致难以发挥首诊作用。如何低成本、快速地完成一些常见病的常规检测,是基层医疗机构的核心诉求,特别是分布在偏远地区的村级卫生室,它们分布范围广,且缺乏集中度,而为数不多的样本检验需求仍需要车辆运输,失去了规模化的加持,成本是非常高昂的。目前的解决方案有两种:一种是间接检测,利用冷链物流技术,将样本配送到第三方医学检验中心,再将检验结果反馈到基层医疗机构和患者;另一种是直接投放,即在基层医疗机构投放一体式检测设备,远程指导医生完成检测。

案例:快易检

间接检测的代表性公司是深圳市快易检网络科技有限公司(以下简称"快易检")。[①]

公司概览:快易检由前顺丰高管王政创立于2015 年,公司以互联网＋医药冷链物流的方式,切入基层医学检验这一空白市场,一端连接万千诊所、

---

① 案例来源:动脉网、蛋壳研究院:《2019 年基层医疗创新实践报告》

村卫生室、社区卫生服务站,另一端连接第三方医学检验机构,用物流作为桥梁,让基层患者也能享受到等同于三甲医院的医学检验服务。

优质服务:以物流的方式做基层检验,必须依赖样本,比如血液、尿液、组织标本等。快易检一直坚持着自建物流,以区域物流+干线物流的方式,确保取样当天18点前将样品送到检测实验室,90%的检验报告可在次日反馈到医生手里。报告的准确性也等同于三甲医院的检验水准。同时,得益于第三方检验实验室的规模效应和有效的成本控制,相比三甲医院,快易检的检查费用平均降低了25%。

案例:盖睿

直接投放,即在基层医疗机构投放一体式检测设备,远程指导医生完成检测的代表性公司是江苏盖睿健康科技有限公司(以下简称"盖睿")。

公司概览:盖睿是一家专业从事移动医疗产品研发、销售、增值业务管理及运营的高新技术企业,致力于移动医疗产品及业务模式的创新,突破人们对传统医疗服务模式的依赖,提升医疗资源的服务质量和效率。

盖睿将云平台、大数据、物联网等信息技术融入远程医疗乡镇全覆盖工作中,采用基于物联网、App客户端等移动化、网络化、远程化的技术手段,提供城乡贫困居民远程问诊服务、沟通管理、居民自我健康管理的信息化服务工具。

一体机功能:通过内置及外接设备提供10余项检测功能,内置检测模块,外接可选配生化、血脂、体温、尿液分析仪、B超、糖化血红蛋白等其他检测设备。可采集超过60项健康指标,可以提供多层次的解决方案。

自动管理:实现自动建档、自动分析、自动检测、自动诊断、自动统计等业务。

超强存储:支持离线完成健康检测、慢病随访等业务,可本地存储检测数据,联网数据自动上传。

互联互通:制定数据标准及通信标准,集成多种网络互联方式,包括WIFI、3G、以太网、蓝牙等,通过中央管理云平台管理用户数据、建立健康档案。

真实案例描述:家住湖北武汉的李阿姨近日感胸口痛,在家自行吃药,到汉南区湘口街汉江村卫生室就诊,未见其他不适,村医生让病人有反应时再行检查,下午不适时来查,盖睿的健康一体机检测结果显示心肌梗死,村医生即将李阿姨转往上级医院,区人民医院无法治疗后又立即将其转往武汉亚心医院进行手术,第一时间排查出危重病情,为李阿姨的及时治疗赢取了宝贵的时间。

　　除了公立的基层卫生服务医疗机构之外,诊所也是一种重要的基层医疗服务提供商。诊所一般会提供三种类型的服务,但是在未来诊所,这三种服务需要拆分为不同的运营管理模式,才能降低成本、增加及时响应度以及满意度(见表6-1)。1分钟诊所是典型的增值服务模式。

表 6-1　诊所业务内容与运营管理模式的匹配

	业务内容	最优运营管理模式
1	基于规则的精准医疗(如小病的诊治)	按结果付费的增值服务模式
2	对慢性病患者的持续照护	会员制平台模式
3	直觉医疗领域的初步确定与转诊	专家主导模式

案例:一分钟诊所(Minute Clinic)开创便利、低价且赢利的零售诊所连锁业务模式[1]

　　美国 Minute Clinic 提供非常便利的服务时间和地点,无须预约,随到随诊,1 周 7 天,1 天 24 小时。诊所由拥有处方权的认证护师(持有行医执照的护士)和医师助理出诊,主要处理普通家庭疾病和外伤、皮肤病、免疫接种、疾病筛查和健康检查、慢性病监控等,力求标准化服务、处理迅速,使得这种模式具有很大成本优势。诊所的价格清楚透明,且大大低于医院急诊室的价格。便利的服务和价格优势使 Minute Clinic 广受欢迎,规模迅速扩大,目前该集团已在 26 个州以及哥伦比亚特区拥有超过 500 个连锁诊所。

案例:实现低成本、高个性化的未来诊所①

　　2019 年 3 月 27 日,企鹅杏仁集团北京企鹅门诊旗舰店亮相,该门诊包含智能健康小站、健康终端、健康微体测魔镜、未来专家诊室几部分。

　　·健康小站:融入了健康新零售产品、健康检测、远程问诊、线上电子处方及放松氧吧,以"智能微型诊所"的形态,部署在用户步行距离 5 公里的工作与生活圈内。

---

　　① 案例来源:美通社 http://wwwold.prnasia.com/story/archive/2600582_ZH00582_1

• 智能健康终端：以自动售货机的方式为用户提供健康筛查的产品和服务，做到随取随用，用户无须再花费时间和精力去医疗机构就能做相关检测。

• 健康微体测魔镜：即一面智慧医疗体验墙，用户使用微信扫码，1～2分钟即可自助完成基础体征指标的测量，分析报告5秒自动同步至用户手机，包括体重、BMI、心电图、血氧、肌肉量、基础代谢等健康数据；另外，基于人脸识别的自助分诊屏，能帮助患者进行智能分诊。

• 未来专家诊室：根据展示，一个完整的服务场景是，由医助团队提前整理患者所需的看病资料，匹配企鹅医生全国44万医生群体里合适的专家，全科医生负责现场对患者进行查体和协助，当患者与全科医生面对面问诊时，远程专家和亲友分别由两台智能机器人视频接入会诊。过程中，会有AI全程介入每位患者的诊疗过程(如图6-11)。

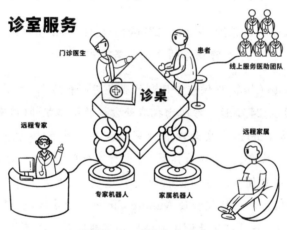

图6-11 未来专家诊室

6.4 面向未来的家庭医疗

家庭是成本最低、最便捷的医疗场景。未来家庭将越来越多地承担医疗服务功能，原因如下：

突破性技术的出现：随着医疗设备的小型化、可移动性增强，加上远程监测、远程诊疗、远程超声等技术的辅助，家庭成为医疗服务场所的可行性大大增加。

家庭医生的重要性日益显现：1993 年中华医学会全科医学学会成立之后，全科医学科开始得到发展，我国逐步积累了一定数量的能够承担家庭医生职责的医师。加上"临床智能决策辅助系统"等人工智能产品的辅助，家庭医生将在未来家庭医疗中承担着核心作用。

运营管理模式创新：提供未来家庭医疗服务，需要重新设计整个盈利模式、打造关键资源（如高水平家庭医生）、优化业务流程（如家庭服务流程等）。

医疗生态系统支持：家庭医疗将是未来医疗发展的重要方向之一，很多组织或者企业如国家医保、三甲医院专家、远程技术企业、医药器械公司、商业保险公司等紧密协作，共同促进该模式的出现与成长。

未来家庭医疗案例：日本在宅医疗①

在高度老龄化国家日本，在宅医疗就是一种典型的提供在家医疗的服务。

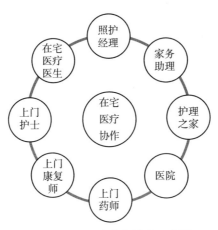

图 6-12　日本在宅医疗示意图

在宅医疗是指根据在宅老人及其家属的要求，整合医疗和各种专业人员，与大医院以及基层社区诊所相协调，让老人出院之后在家里得到良好的医疗照护。上门进行医疗其实并不只是一种医疗服务，更是一种医疗照护。

———————————

① 案例来源：作者根据实地调研整理

在宅医疗服务的对象包括：住院和往来医院不方便的老人，在自己家里需要医疗护理的老人，脑梗死等导致身体机能低下的老人，被慢性疾病折磨的患者，在排尿、排便、呼吸等方面需要医疗管理的病人以及在人生最后阶段想在家里度过的老人等。

在宅医疗可以为人们提供的服务包括：为经过胃造瘘术、肠造瘘术的人进行管道营养治疗；让老人或者患者在家进行静脉点滴补充营养；让老人在家进行吸氧治疗；提供人工呼吸器，为老人进行气管切开导气；帮助老人插导尿管，注射麻醉剂减轻老人疼痛，以及在家临终看护等等。在宅医疗是一个 24 小时开放的诊所，患者一旦出现问题，只要家属拨打求助电话，就会有相应的医生和护士来提供帮助，这是一种高效的治疗方式。

在宅医疗服务是一个系统工程：它并不单涉及医师，而是一个由个案管理师统筹的医疗护理团队。通常这个团队包括医师、护理师、医疗经理、药剂师、物理师、照护服务者等等。在宅医疗服务可以提供从治疗到护理，乃至临终关怀等一系列服务。最重要的是：在宅医疗的费用是入院治疗的 1/3。

由上可以发现，未来随着突破式技术的不断进步，医疗行业会发生一系列的变革，医疗服务不断下沉，成本降低，而同时个性化提升（如图 6-13）：

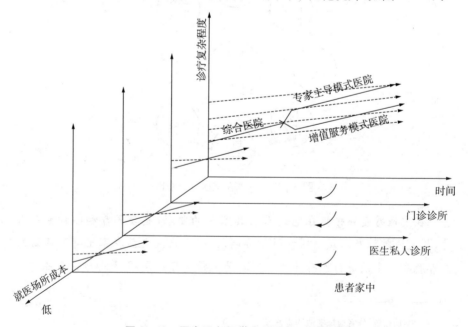

图 6-13 医疗服务提供者的"下沉"式服务

首先,综合医院建立"院中院",或者将服务拆分为专家主导模式医疗服务与增值服务模式医疗服务,使得成本降低、效率提升。

然后,部分增值服务模式下的标准化医疗服务可以由规模较大的诊所或者社区医院接手,进一步降低成本。同时,这些规模较大的诊所和社区医院也逐渐有能力做一些更为复杂的手术。

随着远程医疗等相关技术的进步,小型诊所、偏远地区的社区医院、村卫生所等有能力提供标准化的医疗服务。

并且随着技术的进步,很多医疗甚至可以直接在患者家中完成,实现最大程度的个性化,同时降低成本。

参考文献

[1] 克莱顿·克里斯坦森,杰罗姆·格罗斯曼.创新者的处方[M].黄捷升译,中国人民大学出版社,2015

[2] 动脉网、蛋壳研究院.2019 年基层医疗创新实践报告[R]

[3] 马克·贝托里尼,大卫·邓肯,安德鲁·沃尔德克.企业自我颠覆指南[J].哈佛商业评论,2015

[4] 卡洛琳·伯恰克.面向高成本、高需求患者的新型医疗模式[J].哈佛商业评论,2018

[5] 迈克尔·波特、托马斯·李.医改大战略[J].哈佛商业评论,2013

第七章　未来医疗生态系统的挑战和趋势

7.1　医疗生态系统的内涵

南京某大型医药公司正在提出一项创新举措:云药房服务。它提供的价值是:患者在医院接受完诊断后即可回家,坐等药物送货上门;同时也可以降低医院药师的工作量,提升配药效率。然而这样一个"看上去很美"的服务,却没有得到当前主流的三甲医院或者社区医院的接纳,关键问题在于:医保支付不认可,医院的内部流程也不支持。目前,该医药公司的领导正在考虑,与其等待医保和公立医院变革,是不是可以联合其他类型的医疗服务机构来共同创新呢? 例如新兴的医生集团、民营医院等。

上述是真实发生在我们身边的案例,它揭示出一个根本问题:单一组织的突破式创新是不能够将新的价值完全传递给顾客的,它需要一系列相互依赖的组织共同合作。"竞争不是一个企业同另一个企业的竞争,而是一个生态系统与另一个生态系统之间的竞争。"美国西奈山医学院伊坎医学研究所所长 Joel Dudley 曾指出:"我们的医疗保健体系,它的设计是不适于现在这种大数据时代的。我们有很多新的技术,但我们的系统是老的,迫使新技术在旧系统中工作,导致解决方案受损。"这也是典型的生态系统内部不协调导致的问题。

事实上,通过医疗创新来创造新顾客价值有三种不同的理论视角和实践方式。

(1) 供应方理论视角。

在供应方视角下,医院和医生被视作价值创造的来源和驱动,因而在此种视角下,医院成为价值的中心[1]。现有以医院为中心的医疗模式中,医院是创新的主体,主要关注的是如何通过医院在医学上的重大突破,并整合外部制药企业、医疗器械公司等提供先进技术的供应方,实现医疗技术上的创新。这种聚焦于上游企业的供应方视角的创新模式毫无疑问地推动了医疗技术上的创新,诸如基因技术、远程诊断、造影技术等新的技术得到不断推广和应用。然而,在这种模式下,价值创造是以"服务量和盈利"为目标,患者只是作为被动的接受者,病人和财政都面临着日益增加的经济压力;同时,忽视了针对下游患者的医疗服务,使得医患关系紧张,因此也就无法真正解决当前的医疗困境。[2]

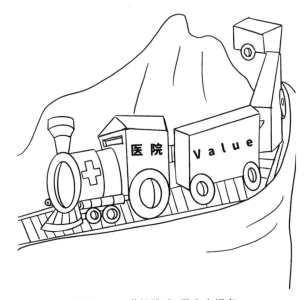

图 7-1　供给推动:供应方视角

（2）需求方理论视角。

与供应方视角不同,在医疗行业中新兴的需求方视角（demand-side）理论将患者作为价值创造的来源和驱动。近年来,病人参与医疗行业创新已经获得了极大的关注,病人和医疗机构采用多种交互方式来提高医疗服务的质量和价值。例如慢性疾病（如癌症）的成功管理与病人和医疗服务提供者之间的协作相互作用以及病人自身的积极参与有关;病人可以通过协助管理治疗,重新设计他们的治疗计划和雇用或解雇他们的医疗团队等参与创新和价值创造。[3]Christensen（2016）提出医疗服务的目标应该是通过创新来降低医疗健康成本，提高质量和可覆盖范围。开展医疗服务的核心价值是实现低成本的同时收获更佳的治疗效果、病人安全。服务主导逻辑下，新兴的医疗行业价值创造正是以患者为中心，在提高医疗服务量的同时，提高患者满意度、改善医患关系。

《深化中国医药卫生体制改革》定义医疗服务是"以人为本一体化服务"，把病患、家属和社区等作为医疗服务的受益人同时也是参与人，根据他们的需求和偏好提供服务。党的十八届五中全会提出"健康中国"国家战略，提出建设"以人为本"基于价值的医疗服务体系。医患之间的信息共享、病人在就医过程中的积极参与等对实现"以人为本"，深化医疗体制改革十分重要。

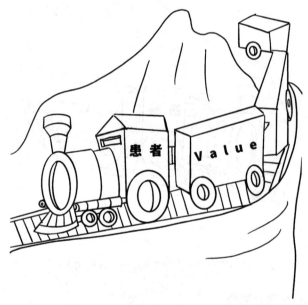

图 7-2　患者拉动：需求方系统视角

（3）系统理论视角。

在系统视角下，不再是单一地将医院和患者作为价值创造的来源和驱动，患者不再是服务和价值的被动接收者，而是创新过程和价值创造过程中的一个重要角色，是一个重要的参与者。从系统角度看，应当整合系统中的各个角色和资源，最大限度发挥系统的价值创造，因此，在系统视角下，各利益相关者应当形成价值网络。Slywotzky(2001)等人指出，价值网络的本质是围绕顾客价值重构价值链以实现顾客整体价值最优化,价值网络是指相互依赖的企业通过紧密合作,并以服务产品的方式向顾客提供价值的网络。[4]随着信息时代的到来,技术变革的周期不断缩短、频率不断提高,顾客价值逐渐个性化、整合化和复杂化。价值网络通过成员间资源能力的互补来创造更加优质的顾客价值,从而获取群体竞争优势。紧密的网络关系既有利于快速响应市场、获取整体竞争优势,也有利于网络内的信息共享和能力学习。Holm、Dyer、Gulati 等人的研究表明,网络成员通过相互信任和合作,均得到了额外的价值增量,这种价值不仅包括货币收入,也包括各种信息和知识的获取以及技术能力的提升。[5]

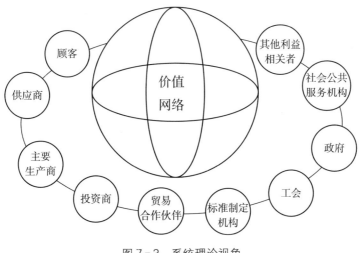

图 7-3　系统理论视角

伴随着价值网络的发展,医疗生态系统也随之出现。对于医疗生态系统,国家卫计委规划司副司长张锋(2015)曾经这样描述:"百姓就医的数字医学足迹能够很完整准确地被记录下来。百姓看病,可以随时在社区就诊,一般病症在就近的医疗机构接受治疗,疑难重症则可通过远程方式解决,以此即可实现分级诊疗。"参照 Moore(1993)对商业生态系统的定义:"商业生态系统是一种由顾客、供应商、主要生产商、投资商、贸易合作伙伴、标准制定机构、工会、政府、社会公共服务机构和其他利益相关者等具有一定利益关系的组织或群体构成的动态结构系统",[6]我们将医疗生态系统定义为:"医疗生态系统是一种由患者、医生、各级医疗服务提供机构、健康管理平台、医药设备生产商、保险公司、政府、社会公共服务机构和其他利益相关者等具有一定利益关系的组织或群体构成的动态结构系统。"如图 7-4 所示。

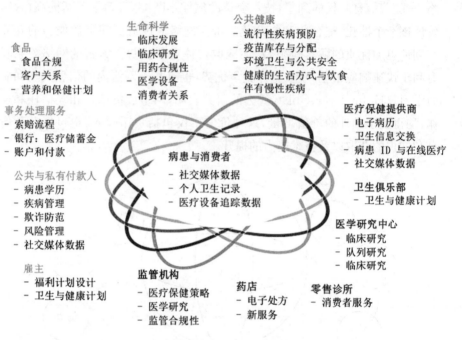

生命科学
- 临床发展
- 临床研究
- 用药合规性
- 医学设备
- 消费者关系

公共健康
- 流行性疾病预防
- 疫苗库存与分配
- 环境卫生与公共安全
- 健康的生活方式与饮食
- 伴有慢性疾病

食品
- 食品合规
- 客户关系
- 营养和保健计划

事务处理服务
- 索赔流程
- 银行：医疗储蓄金
- 账户和付款

公共与私有付款人
- 病患学历
- 疾病管理
- 欺诈防范
- 风险管理
- 社交媒体数据

雇主
- 福利计划设计
- 卫生与健康计划

病患与消费者
- 社交媒体数据
- 个人卫生记录
- 医疗设备追踪数据

医疗保健提供商
- 电子病历
- 卫生信息交换
- 病患 ID 与在线医疗
- 社交媒体数据

卫生俱乐部
- 卫生与健康计划

医学研究中心
- 临床研究
- 队列研究
- 临床研究

监管机构
- 医疗保健策略
- 医学研究
- 监管合规性

药店
- 电子处方
- 新服务

零售诊所
- 消费者服务

图 7-4　医疗健康生态系统中可能涉及的各方
图片来源：IBM：生态系统新时代

　　当前的医疗生态系统是基于供应方视角，各自从自身的技术或服务出发，视顾客需求为不变的、无差异的。而未来的医疗生态系统应该是基于生态系统的视角，以顾客为中心，识别并满足顾客的差异化体验需求。因此，我们也提出，面向未来的医院不是一所或几所医院，而是一个相互协作、紧密联系，共同为顾客提供新价值（个性化体验且低成本）的医疗健康生态系统！一个商业生态系统内部的各方是互补者关系，为了提供共同的顾客价值，各方紧密协作。生态系统具有鲜明的特征，表现为专业互补、资源共享、价值共创和共同演化。

　　为了实现这种转变，医疗生态系统中的各方都要创新改变。本节我们将分别讨论未来医保、未来供应商、未来第三方服务机构以及未来医学院的变革，并提出应该如何进行整合，以构建未来医疗生态系统。

健康医疗生态系统建设者案例：春雨医生[①]

春雨医生创立于 2011 年 7 月，专注于利用手机终端实现医生与患者随时随地的远程交流，并在此基础上，面向个人用户、医药企业、医疗机构、地方政府，提供健康档案、空中医院、互联网医院和开放平台等服务，发展成了一个大型的移动医疗服务平台。

此外，春雨医生携手医院等机构合作，研究共同面临的新的业务和技术课题。春雨医生目前已吸引超过 50 万公立医院执业医师入驻，累积服务患者超过 2 亿人次，为破解我国就医难题提供了有效途径。

创新：

春雨医生创新医疗服务运营管理模式。春雨医生借助移动互联网技术，找到了一条有效路径：吸引医生在闲置时间提供医疗服务，将有限且无法在短时间内增多的医生服务能力最大化。春雨医生致力于提升互联网医疗的可及性、可信度和可靠性。通过手机 App 提供医疗信息服务的方式，解决了在线寻医问药服务的可及性问题；通过实名制医生实时问答的方式，解决了信息的可信度问题；平台的开放性和客观的反馈机制，则保证了服务在质和量两个维度上的可靠性问题。

技术创新——大数据医疗辅助系统。春雨医生从一诞生，就基于百万级的病历数据库，构建了初步的智能自诊系统，用户可以依据数据分析沉淀的结果，用春雨医生 App 实现自我诊断。同时，依靠春雨医生开发的标准化的用户健康档案系统，春雨医生在过去 5 年多时间，积累了上亿条健康数据，包括医生诊断、治疗方法、用药情况、化验结果以及用户使用第三方可穿戴设备所采集的数据。基于自诊和问诊数据累积形成的大数据库，春雨医生开发出了国内领先的智能辅助诊疗系统。具体应用表现在三个方面：一是众包抢答体系，基于强大的大数据分析能力，春雨医生能在三分钟内为提问用户匹配到合适科室的医生；二是辅助诊断体系，系统能根据用户提供的信息，给医生提供相应的自动追问、症状辅助诊断等服务；三是医学人工智能体系，在特定科室比如皮肤科、眼科和影像科已经有了初步的机器人诊断系统。春雨还于 2015 年 5 月联合中国科学院大学成立了健康大数据实验室，

---

① 案例来源：根据年报、官网新闻等公开信息整理

将在四个方向开展研究和实际应用。实验室希望利用此系统实现高度智能和自动化的慢病管理,实现线上医疗大数据的有效利用,让技术创新造福于用户。

服务模式创新——在线问诊。随时问医生"免费提问＋众包抢答"的模式,是春雨医生进行在线问诊业务的基本模式。这一模式开创于 2011 年 11 月,患者通过手机 App 直接提问,后台将问题分发给医生抢答,使医疗资源不再局限于医院,通过手机即可找到合适的医生,使医患即时沟通成为可能。在线问诊模式,迄今仍是移动医疗领域健康咨询的主要形式之一。在"轻问诊"的基础上,春雨医生不断深化发展这一模式,开创了用户可付费选择指定医生的"空中诊所",指定专属"私人医生"等更深层次的在线问诊服务成了移动医疗最为重要的服务模式。

渠道创新——多方位联结用户需求。春雨医生提供的联结医患的渠道正在不断扩宽。2016 年 8 月,春雨医生上线"在线问诊开放平台",将在线问诊服务向所有平台免费开放,凡是有需求的其他平台,诸如医药电商、硬件厂商、搜索平台、保险公司等,均可以免费申请多种方式的在线问诊接入服务。随着开放平台接入的第三方平台越来越多,今后,春雨医生的用户无须再下载登录春雨医生 App,便可在各种各样出现需求的场景中接入春雨的服务。它也可能消弭现阶段移动互联网使用 App 方式进行服务的技术门槛,不同年龄、职业和地域的人群,都有可能通过熟悉的方式联系到春雨平台上的医生,真正使得"随处问医生"成为可能。

缺点:2019 年 7 月 11 日,春雨医生 App 因违反《网络安全法》关于收集使用个人信息的规定,被通报整改。截至 2019 年 7 月 22 日,春雨医生 App 已上线隐私政策。

小结:春雨医生利用共享平台的优势,打通线上线下医疗通道,形成"O2O 闭环模式",提升了资源利用速率,让精准医疗服务成为现实。春雨平台并不是一个单一企业在唱独角戏,它将各种相互关联的要素以及关联方连接起来,促使其彼此交互在一起,形成一种商业生态系统,实现共创与共赢。

从简单的问诊信息为主,到打造一个专业的医疗交互平台,春雨医生依靠创新性的客户价值主张为支撑,以客户的需求为核心,改善了传统医疗资源分布不均、医患关系紧张、医疗资源浪费严重等诸多弊端。其创新性的运营管理模式,从患者角度出发,为"看病慢""排队时间长"提供了解决方法;也站在医生角度,为其专业能力和临床经验的发挥提供了空间;同时也充分发挥其前瞻战略眼光,不断完善模式及定位,平衡医院、医生与患者之间的关系,争取在机遇与挑战并存的大环境下,实现口碑与经济效益的螺旋式上升。[7]

7.2　未来医保的挑战和趋势

美国耶鲁大学教授威廉・基西克(William Kissick)1994 年在他的作品《医疗的困境:无限需求和有限资源》(*Medicine's Dilemmas*:*Infinite Needs versus Finite Resources*)中曾提到过一个著名的"医疗铁三角悖论",基本观点是,每个社会都希望在医疗保健领域同时追求三个目标:医疗可及性、医疗成本和医疗质量。但是由于一定时期内每个社会的医疗需求是无限的,而医疗供给则相对有限,因此上述三个目标在现实中经常相互竞争,例如,为了满足更高的医疗可及性,可能会消耗更多的成本或者牺牲一定的医疗质量;而提高医疗质量则会带来医疗成本的上升或者医疗可及性的降低。结果是,任何医疗卫生系统或政策都难以同时实现全部三个目标。[8]

实际上,设计合适的医保方案可能是解决"医疗铁三角悖论"的有效途径。而医保方案的设计一直处于探索与优化的过程中,这些年来越来越高的医保支出费用问题严重困扰着世界各国,如 2018 年,美国投入的医疗开支是 GDP 的 16.2%,相当于德国经济产出总量,全球医疗支出占 GDP 超过10%的国家有 24 个。沃伦・巴菲特甚至表示,医疗成本对经济竞争力的损害大于课税。

在长期的医保支付方案的优化过程中,出现了各种各样的支付方式。我们通过分析当前主要支付方式的优缺点,来看面向未来医疗的医保发展趋势应该是怎样的。

(1) 按服务项目付费。

按服务项目付费是目前我国和其他国家及地区最常见的医疗支付方式,看上去实施方法较为简单,其实阻碍了医疗质量的提高,而且使成本上涨加速。原因如下:

劣质的医疗服务也有回报。由于是按服务项目、服务数量收费,医疗机构即便提供了不必要的服务或是疗效糟糕，一样会有收入。而并发症、复查、病情复发等情况使得患者需要更多服务，医疗机构又能获得一次收入。

导致医疗机构重复治疗，缺乏合作。目前是单独为手术和各项治疗服务付费，而不是为医生在整个治疗周期内的救治服务付费，因此，医疗机构都是按照功能分科室（例如放射科）。各个独立的医疗机构为病人提供治疗，结果就是救治过程中几乎没有合作，导致重复治疗，也没人对治疗结果负责。

低效蔓延。如今的按服务项目付费反映了过去随意按通胀水平调整的付费模式，而不是按真正的成本调整。付费标准差别很大，导致各专科和某些服务交叉补贴严重。资源错配意味着低效率的医疗机构即便收费高、疗效差也能生存，甚至过得不错。

重点混乱。按服务付费促使医疗机构为增加收入治各种病，提供全方位的服务，内部的碎片化导致病人不停转换科室。医疗机构忙着向大量人群提供服务，没精力去专门提高某些领域的治疗水平、增加某些疾病的治疗经验，也因此无法提供优质的服务。[9]

（2）按人头付费。

与按服务收费模式不同，采取按人头付费模式时，付款方（政府医保机构和商业保险公司）不会为医疗提供方的各项服务付费，而是向指定的医疗机构一次性支付费用（通常是为每位患者每月支付）。这种支付模式鼓励医疗机构降低医疗总成本，促进医院对覆盖人群予以全生命周期的健康管理，这是本模式最大的优势。然而，按人头付费存在以下三大问题：

首先，医疗机构并不会关心病人层面的需求。按人头付费和其他类似收费模式鼓励总体患者数量层面上的进步，但病人实际对此并不关心。因此，按人头付费模式没法按照每位病人的特殊情况，提供更好更高效的医疗服务。按人头付费只关注及控制服务的数量，不关心体系中每个病人或每家医疗机构的治疗结果。

其次，医疗机构承担了超高的不对等的风险。按人头付费模式下，医疗机构按照人数收费，控制总体人口实际医疗需求成本的风险实际上转移至医疗机构身上，而患者数量是它们很难控制的。

最重要的是，这种模式使得患者选择受限，医院竞争不足。按人头付费的医疗系统鼓励患者多利用本院资源。如果病人不照做，寻求了外部资源帮助,就会被收取额外费用。从根本上来说,按人头付费模式就是在病人群体里制造垄断,消费者不能根据需求寻找更好的医疗服务。对病人来说,这绝不是好事。没有哪家医疗机构拥有治疗所有疾病所需的最先进的技能。每个地区都应该有多家机构,确保病人有充分的选择空间,这也有利于推动医疗机构在救治病人方面积极创新。[9]

(3)单病种付费。

单病种付费模式是指通过统一的疾病诊断分类,科学地制定出每一种疾病的定额偿付标准,社保机构按照该标准与住院人次向定点医疗机构支付住院费用,使得医疗资源利用标准化,即医疗机构资源消耗与所治疗的住院病人的数量成正比、疾病复杂程度和服务强度成正比。例如,按照江苏省的医保政策规定,日间手术的乳腺良性肿物切除术按病种收费价格为 2800元/例,职工医保患者报销比例为 80%,患者只需自付 560 元。治疗费用如超过 2800 元,超出部分医院自己承担,治疗费用如低于 2800 元,职工医保支付比例不变,结余部分归医疗机构留用。

单病种付费的优点是:① 降低医疗成本,提高资源利用率。固定的病种付费标准,促进医院重视成本核算,限制贵重药品的使用,可以减少和控制过度医疗服务,促使医院主动降低医疗服务成本,从而减轻患者的经济负担,提高卫生资源的利用效率。② 规范医疗服务提供者的诊疗行为,减少医疗纠纷。每一个单病种限价的实施,都会有标准化的临床路径和统一的付费额度,标准的临床路径和合理的费用结构会相互促进,使医疗服务提供者的诊疗行为更有依据和更透明。③ 合理分流病人,促进分级诊疗。根据单病种的付费标准,同种疾病在不同级别医疗机构的定价不同。例如,部分地区一级医院和三级医院治疗费用定额可相差 20%～40%,如阑尾炎手术在一级医院和三级医院的定额标准分别为 2800 元和 3600 元。单病种付费的不同级别定价,有利于合理分流病人,推动分级诊疗制度的发展。

但单病种付费也有很明显的不足:① 覆盖范围窄,控制费用增长作用有限。② 有可能降低医疗质量,限制新医疗技术的使用。为了降低医疗费用,医生有可能会选择减少必要的检查和耗材,造成医疗质量下降,损害患者的利益;同理,医院出于控制成本考虑,可能会对新技术的使用有所保留或暂不引入新设备新技术。③ 单病种限价标准制定的难度大。病人的个体特征和每种疾病在个人身上的表现都会存在差异,病情的严重程度、有无合并症和并发症等因素都会导致治疗方法和手段的不同，其所需费用也不尽相同，制定合理的单病种限价标准十分困难。4）可能引发医院之间恶性竞争，拒收重症病人。

（4）按疾病诊断相关分组付费（DRGs）。

DRGs 模式根据病人的年龄、性别、住院天数、临床诊断、病症、手术、疾病严重程度、合并症与并发症及转归等因素把病人分入不同的诊断相关组，然后决定应该给医院多少补偿。以"无合并症的消化溃疡"为例，DRGs 病组定额支付标准为 8911 元。如果病人住院实际费用为 8000 元，则起付线和个人负担比例均按 8000 元计算，其余的 911 元由医保支付给医院，作为医院的"盈余"。如果花费为 10000 元，则按 8911 元计算，超出部分由医院承担，相当于"亏损"1089 元。

DRGs 模式的优点是：① 控制医疗费用，提高医疗服务效率。同组疾病诊治费用基本相同，促使医院因病施治，控制过度用药、过度检查等，优化费用结构，降低服务成本，减少不合理费用的支出，促进医院建立健全成本核算体系，提高效率从而缩短病人的住院天数。② 提高医院的医疗质量，对病历组合及付费实行标准化。分级定价，使得各级医疗机构各司其职，促进疾病治疗的合理化和医疗费用支出的合理化。③ 提高病案管理质量，促进信息系统建设。有良好的信息系统作支撑，DRGs 才能有效实施。

DRGs 模式的不足是：① 适用于住院患者，暂时对于门诊患者和门诊特殊疾病适应性不高。② 部分医疗费用不易控制。目前付费模式较为粗犷，没有细化付费服务项目，所以存在一定的缺陷，比如医疗植入物的使用上，进口植入物与国产植入物之间有较大的差价，相同疾病手术使用的植入物不同，医疗费用也有所不同且相差较大。3）收治患者时容易出现推诿现象。由于少数病情特殊的患者，存在住院天数长或预测治疗费用高于 DRGs 支付标准的情况，医院容易出现视患者病情收治患者的推诿现象或不走 DRGs 途径付费等，患者看病难的现状难以得到缓解。

（5）捆绑付费。[9]

DRGs 模式最早于 1984 年出现，很多国家都曾应用该模式，当时看来是一个很大的进步，但并没有如预期推动医疗提供方式的创新。为什么 DRGs 没推动更大进步？这是因为 DRGs 费用中并不包括治疗整个周期的所有费用。DRGs 模式下，病人还是要为每位医生、每家医院以及每次急病后护理付费,并没有推动合作。此外,DRGs 付费模式也没有鼓励医疗机构提高疗效。实际上,很多推动理想治疗结果和提升价值的手段并没有包含在 DRGs 模式中,例如病人教育和咨询、健康行为和系统性跟踪服务。在 DRGs 系统中,医疗机构提供服务时不能促进各科室的合作,也不会有动力努力创新,改善治疗结果。

迈克尔·波特认为:在购买所有的产品和服务时,消费者都是打包付费的。比如买车时,消费者并不会从一个地方购买发动机,再从另一个地方买刹车片。消费者总是从某处购买整个产品。然而病人却要从一处购买诊断检查服务,从另一处购买手术服务,再换个地方购买急病后护理服务。这其实很没道理。

因此,以迈克尔·波特为首的专家们提出了一种新的医保付费方式:捆绑付费。并指出捆绑付费应该满足以下 5 个必备条件:

（1）支付费用覆盖某项治疗的各项支出。护理应包括所有必需服务,包括管理常见并发症等。在初级和预防治疗阶段,捆绑支付应该针对不同病人群体(比如健康的成人或低收入的老人)按需救治。

（2）根据治疗效果付费。捆绑支付的目标,应该是达到对患者来说比较理想的治疗效果,包括维持或恢复正常机能,缓解病痛,避免或降低并发症或复发等。

（3）费用应根据风险具体调整。病人年龄、健康状况各不相同,社会地位和生活环境也不一样,治疗特定疾病的难度、效果以及所需成本更不相同。

（4）费用中应包括为及时高效的医疗护理而支付的费用。捆绑支付费用应该包括必要护理的所有成本,应体现医疗机构及时高效的医疗护理和管理流程应有的价值,但不应为非必要服务和低效救治付费。

（5）医疗机构不应对不相关的护理或灾难事件救治负责。医疗机构的责任归属应该事先声明,出现争议时要随时调整。捆绑支付也应包含"止损"条款,以保护医疗机构不必因灾难性或异常事件付出高成本。如此一来,医疗机构也不必为了抵消这类成本向每位病人收取一定费用。

实际上,美国 Geisinger 医疗集团的 COE 项目就是按照捆绑支付的方式来设计的。沃尔玛、通用电气、波音和 Lowe's 等公司都采用了这种模式,与精心挑选的医疗提供方合作,为员工设计医疗项目。这类项目,如可报销全部费用的捆绑支付式手术,为公司节约了数百万美元,且让员工得以更快地返回正常生活和工作。从下面的案例中可以看出捆绑支付与传统方式的区别。

COE 与传统模式的对比[①]

肖恩与卡拉都是沃尔玛公司的员工,都患有同样的背痛问题,需要通过手术解决。

第一步:确定手术日期。

第一位患者:

肖恩与一名外科医生面谈,确定了手术日期。

第二位患者:

卡拉联系了自己原先投保的传统保险公司,公司一位医疗顾问将她介绍给 TPA。TPA 团队负责她的饮食,还有一位护士收集她的相关病史。

接着,沃尔玛 COE 项目根据卡拉的居住地选择了一家合作医院。

医院内部由协调人、医师、护士和管理者组成的团队,收集并查看了卡拉的 MRI 影像和服药记录。卡拉与护理引导员取得联系,对方引导她完成整个治疗过程。

第二步:前往医院。

第一位患者:

肖恩早晨很早就醒了,他的兄弟开车送他去医院。

第二位患者:

卡拉和担任随行照料者的一位姐妹一同飞往医院所在地,由轿车接到医院(美国全国有八家脊柱治疗中心,因此寻求治疗的沃尔玛员工通常是乘飞机前往就医)。随后卡拉见到了负责治疗自己脊柱问题的专家团队——外科手术医师、复健医师、心理咨询师,以及一位内科医师和她的护理引导员。

医师团队确定,脊柱手术对卡拉来说是最佳治疗方案。COE 项目并非总是如此:进入 COE 项目准备接受脊柱手术的沃尔玛员工中有 54% 的人,因为有更好的治疗方案或因为手术无法治愈,而不需要做手术。卡拉的手

---

① 案例来源:哈佛商业评论编辑:《两场手术,两种结果》,2019

术日期定在后一天。

第三步:手术。

第一位患者:

肖恩接受了手术,术后住院 2.9 天——这是选择传统医保的员工平均住院时长。

第二位患者:

卡拉接受了手术,术后住院 2.5 天——这是选择 COE 项目的员工平均住院时长。

根据全美平均价格,住院半天的花费在 1000 美元至 5000 美元之间。

第四步:康复期。

第一位患者:

肖恩出院了。他的兄弟接他回家休养。他运气不错——在 COE 项目以外接受脊柱手术的沃尔玛员工中有 4.9% 因需要进行额外的复健而进入专业护理机构。

第二位患者:

卡拉与姐妹一起入住当地一家酒店。在此期间,护理引导员与她们保持着密切联系。她们得到了一张福利卡,由沃尔玛付款,可以用来支付餐费和其他花费。

手术医师进行术后复诊后,确定卡拉可以出行(选择通过 COE 项目接受脊柱手术的沃尔玛员工中只有 0.6% 进入专业护理机构进行复健)。她和姐妹被轿车送到机场,坐飞机回家。

护理引导员联系了卡拉的基础医疗医生,告知手术情况,并预约了卡拉第一次后续治疗。护理引导员定期确认情况,以便及时发现意料之外的并发症(需要回到 COE 医疗中心接受额外治疗的患者不必为此支付医疗费用)。

第五步:回归工作。

第一位患者:

肖恩在 90 天后回归工作。他承担了自己的脊柱手术 50% 的费用,以沃尔玛员工平均值计算,约在 1.5 万美元左右。然而 2019 年 1 月以后,这类手术须由员工自行承担全部费用,约 3 万美元。因为沃尔玛修改了福利条款,鼓励员工使用 COE 项目。

第二位患者：

卡拉在 75 天后回归工作。为协助沃尔玛和 COE 项目评估她的体验和术后恢复状况，她在手术后 3 个月、12 个月和 24 个月后分别完成一项问卷调查。

卡拉承担的手术加出行费用总共为 0 美元。沃尔玛为她承担的治疗成本略高于 3 万美元，高于肖恩和沃尔玛共同负担的治疗总费用。但 COE 总体上可以为企业及其员工省钱，因为避免了许多非必要的手术，而且项目总体效果更好。

综上所述，为了满足未来医疗的低成本、高品质、高可及性的需求，需要探索更加合适的多元化医保制度，其中捆绑支付可能会成为最有价值的发展方向。尤其是在医疗大数据快速发展的背景下，捆绑支付可以更好地降低风险，使医疗成本、医疗品质和医疗可及性三方面同步优化。比如，运用大数据技术来判断目标用户的健康风险点和患病原因，从而可以实现在病发前有效预防，在治疗后对病情的有效跟进和监控，在合适的时刻提供医疗介入，最大限度地避免患者的二次入院。

此外，我国还可以进一步充分发挥商业保险的作用。当前商业保险公司与医院合作的模式主要有四种：第一，病人医疗费用保险直付模式，这是目前运用最为广泛的模式；第二，医院与保险公司联合设计的医院特制款保险产品，比如永安和睦保险产品、上海人寿和览海门诊医疗保险产品；第三，医院为保险公司提供专科或单病种打包价，比如产检和生产打包价、腹腔镜胆囊切除术打包价等；第四种是保险公司专门为医院设计的体检套餐。作为对国家医保的有力补充，商业保险在我国还有很大的发展空间。

案例：平安医保科技

2016 年 9 月，从控费入手，主打医疗科技概念的平安医疗健康管理股份有限公司（简称"平安医保科技"）成立，这家公司是平安集团"大医疗健康"战略中落下的重要一子，成立初期业务只集中在平安养老险的医保事业部上，如今，成立两年多的平安医保科技估值 88 亿美元，旗下拥有 35 家机构，近 2000 名员工，成了一只名副其实的"独角兽"。[10] 平安医保科技致力于成为"中国领先的科技驱动管理式医疗服务平台"。

作为平安集团"大医疗健康"战略中的重要组成部分和核心成员，平安医保科技从支付端切入，主要为医疗系统提供控费、精算、医保账户、医疗资源管理、健康档案应用等管理服务。其聚焦医改重点领域，通过与医疗健康服务各参与方的高效连接和有效协同，持续打造精准、合理、便捷的"三医联动"新生态体系。

公司凭借国际领先的医保管理、医疗管理、健康管理、疾病管理经验，积极应用生物识别、大数据、区块链、人工智能、云计算等现代科技技术，为医保、商保及医疗服务供给方提供一揽子智能化解决方案及技术服务。针对个人用户，利用"互联网＋"手段，构建"城市一账通"App，成为提供便捷就医、社保账户管理、健康档案管理、人社及城市综合服务的线上平台，为百姓看病就医、健康管理等提供便利。

创新：

以往传统医保往往通过事后抽样，派人工去医院抽病例，判断理赔案件的合理性。而平安医保科技与厦门医保局通过近几年来的紧密协作，已摸索出一套运用大数据分析结合专业、权威的医学知识库，形成全量审核规则和先进的风控模型，以一套"组合拳"做事前、事中、事后全流程智能化精准监控与管理。

此外，平安医保科技利用专业的数据治理技术和丰富的实践经验，配合复合式医保支付方式改革的推进，逐步建立按病种分值付费的医保支付模式，还帮助当地医保提高病案规范化水平，进而提升病例诊断与分值对应的准确性和医保基金使用效率，并帮助当地将每年医保基金的花费从20％以上的增长率，降低到客户认可的合理增速范围内。

优势：

对于一家成立仅2年的独角兽企业，平安医保科技目前投后估值已然高达88亿美金，除了创新业态＋趋势洞察令投资者格外看好外，底气更来自背后平安集团在保险行业30年的累积。选对了方向并迅速卡位很关键，但是大股东平安集团的品牌与资源加持也同等重要。[10]

缺点：

该公司面临的困难也是整个中国医疗信息界面临的难题：信息孤岛。医院之间、政府之间，以及医院和政府之间信息没有打通，这是其一。此外，数据标准严重不统一、数据平台连接时效滞后等数据问题成为挡在平安医保科技梦想面前的"一座大山"。医保领域向来都是难啃的硬骨头，不仅仅在于其本身存在的沉疴，更存在较高的准入门槛和技术赋能的难题。要"吃到最肥美的那块肉"，必须自己要先"掉层皮"。

小结：

平安医保科技已累计为超过200个城市的医保管理机构提供科学决策管理及高效运营解决方案，覆盖8亿人口，为超过5000家接入商业保险服务平台的医院提供一体化解决方案及自动化运营服务。

在平安的大医疗健康战略中，通过赋能医疗生态圈的各个端口形成一个闭环，而平安医保科技作为其中支付方的承接者，显然已经摸索出了属于自己的发展路径。

未来平安医保科技最关注的还是如何通过大数据、云计算、区块链、生物识别等技术去改变传统的医疗管理模式。[10]

7.3 未来医药的挑战和趋势

7.3.1 制药行业的挑战与机遇分析

当前全球的制药行业企业都面临着很大的挑战，尤其是对于创新药企业。

（1）研发产出率大幅度下降。

创新药的研发产出率一般用内部收益率 IRR（Internal Rate of Return）来衡量。根据全球医疗市场调研机构 Evaluate Pharma、Deloitte 和 BCG 等对历史数据的统计，过去20年，欧美创新药产业的 IRR 持续下滑，由25%逐渐下滑到5%以内。

（2）全球主要创新药企收入多年无增长。

创新药由于受到专利门槛的束缚，全球创新药普遍处于连续多年无增长的趋势。

（3）我国仿制药降价加速了传统医药企业向创新药转型。

医保控费的政策和医药行业的一系列政策都在促进仿制药价格的降

低,这促使药企不得不转向研发创新药以寻求更高的利润来源。如"4+7"带量采购。

传统研发流程中无法控制的成本上升、产品上市速度慢,以及消费者对价值和效率的更高期望,还有专利即将到期和成本回收局限性带来的复杂的研发挑战,这一切使得制药企业需要重新评估传统业务模式、流程和运营,而当前人工智能、区块链等颠覆性技术的出现为制药企业的创新提供了新的技术解决方案。

7.3.2　新技术为制药行业带来的机遇

传统的药物研发存在研发周期长、研发成本高、研发成功率低等痛点。人工智能+新药研发能克服这些缺点。同时,这也有可能从根本上改变用药"平均"观念,即某种药物在临床使用中对大多数人有效,则认为这种药物对所有人有效。

(1) AI+靶点筛选。[11]

药物靶点是药物与机体生物大分子的结合部位,涉及受体、酶、离子通道、转运体等。药物靶点的筛选,即药物靶点的发现,是指发现能减慢或逆转人类疾病的生物途径和蛋白,这是目前新药研发遇到的核心瓶颈。传统常用的寻找靶点的方式是通过交叉研究和匹配市面上已曝光的药物和人体上的1万多个靶点,以发现新的有效的结合点。以往这项工作由人工试验完成,现在人工智能将给试验速度带来指数级的提升。

(2) AI+药物挖掘。[12]

将数以百万计的小分子化合物进行组合实验,以发现具有某种生物活性和化学结构的化合物——用于进一步的结构改造和修饰。随着人工智能技术的发展,有望通过开发虚拟筛选技术取代高通选、利用图像识别技术优化高通量筛选来提高药物挖掘的效率。虚拟药物筛选可以有效避免实体药物筛选产生的巨额资金投入问题。实体药物筛选需要构建大规模的化合物库,提取或培养大量实验必需的靶酶或者靶细胞,同时还需要一定的设备支持。虚拟药物筛选通过在计算机上模拟药物筛选的过程,预测化合物可能的活性,对比较有可能成为药物的化合物进行有针对性的实体药物筛选。

（3）AI＋患者招募。

在实际临床试验阶段,因为在原定时间内很难发现足够数量的患者,大多数试验不得不大幅延长其时间周期。根据拜耳的数据统计,90％的临床试验未能及时招募到足够数量符合要求的患者。利用人工智能技术能对患者病历进行分析,对疾病数据进行深度研究,可以使药企更精准挖掘目标患者,提高招募患者的效率和质量。2016 年,Biogen 进行了一项研究,使用 Fitbit 跟踪多发性硬化症患者的活动。结果,24 小时内便成功招募了 248 名患者,其中 77％的人完成了后续的研究。

（4）AI＋药物晶型。

预测药物晶型不仅决定了药物的临床效果,同时也具有巨大的专利价值,药物晶型专利可以延长药物专利 2 到 6 年,意味着数十亿美元的市场价值。利用人工智能,可以高效地动态配置药物晶型,把一个分子药物的所有可能晶型全部预测,防止漏掉重要晶型,缩短晶型开发的周期,更有效地挑选出合适的药物晶型,减少成本。

当前北美地区 AI＋新药研发发展技术领先,国内发展较落后。目前在北美地区已经出现了数家技术领先的初创企业,他们借助深度学习,与默克等传统药企及医药研究机构合作,在心血管药物、抗肿瘤药物、孤儿药和经济欠发达地区常见传染病（如埃博拉）治疗药等多领域取得新突破,并吸引了诸如 YCombinator 和 Khosla Ventures 等优秀孵化器或风险投资机构的青睐。

国内目前 AI＋药物挖掘已经在逐步落地,但研发周期仍相对较长,且算法需要大量的数据和时间积累,短期内很难产生营收。但将人工智能应用于新药研发,是未来的新药研发的必然趋势,是技术高地之一。

Atomwise 是以 AI 技术为主导的药物研发企业,通过 IBM 超级计算机,在分子结构数据库中筛选治疗方法,评估出 820 万种候选化合物,研发成本仅为数千美元,研究周期仅需要几天。Atomwise 不仅研发技术先进,而且其通过辅助制药企业、生物科技公司和其他相关研究机构开展药物挖掘工作获取收入,盈利模式受到广泛认可（如表 7－1）。

应用场景	公司名称	国家	成立时间	融资情况	主要业务
靶点筛选	BenevolentAl	英国	2013 年	总共融资2.07 亿美元	JACS 人工智能系统,海量信息中提取出能够推动药物研发的知识,进行预测,从而加速药物研发的过程,和药企、药物研究机构合作。
药物挖掘	Recursion Pharmaceuticals	美国	2013 年	总共融资1.05 亿美元	细胞图像处理平台,运用计算机视觉技术来处理细胞图像,并且通过分析 1000 多种细胞特征来评估疾病细胞在给药后的效果。
患者招募	Mendel.al	美国	2016 年	2017 年 7 月种子轮200 万美元	使用人工智能通过个人病史和遗传分析使癌症患者自动与临床试验匹配,加快癌症治疗的临床试验注册。
晶型预测	晶泰科技	中国	2014 年	2018 年 1 月B 轮1500 万美元	用计算物理、量子物理、量子化学、人工智能与超大规模云计算相结合,缩短药物设计、固相筛选和药物制剂的开发时间。

表 7-1　人工智能新药研发公司

7.3.3　面向未来的制药行业发展

无论哪个商业生态系统的发展,都需要遵循高利润守恒定律:纵观产品生命周期,高利润的新产品会随着竞争的加剧、成本的降低,而逐渐演变为大众化且利润微薄的产品。但同时,这种商品化的进程往往会引发一个与之相互作用的反商品化进程,在生态系统中"不够完善的"的环节隐藏着强大的赢利能力(见图 7-5)。

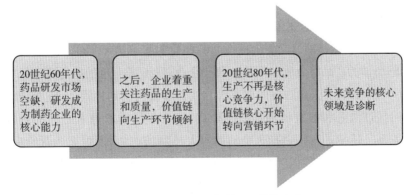

图 7-5　制药行业高利润环节的变化

如上图所示，20 世纪 60 年代，药品研发市场空缺，各制药企业关注点在于研发新药。因此，研发成为制药企业的核心能力。之后，企业着重关注药品的生产和质量，价值链向生产环节倾斜。到了 80 年代，药品的生产水平有了很大的提高，生产不再是核心竞争力，企业的价值链开始转向营销环节。进入 21 世纪后，随着新药研发难度的加大，仿制药盛行，使得研发的竞争优势被削弱，药品市场的竞争趋于同质化。所以，现在，当你问及制药企业代表，什么是他们公司的核心能力或者说高利润区域在哪里的时候，很多人都会回答"营销"和"销售"。

当制药企业的核心能力取决于营销和销售时，制药企业发生了两个方面的变化。一方面，在行业内部占据主导的、纵向整合型的大型制药企业，像辉瑞、默沙东等，率先探索了职能外包合作模式，如从新药的研发、到临床的实验管理、再到生产等，外包给专业的分工化公司。另一方面，接受外包的公司开始不断地整合、壮大，不断地提高企业产品的附加值。在这种不断外包的活动过程之中，现有在位的大型企业如果没有保护好或者培养好应对未来竞争的能力，可能将无法参加这场比赛。因为在未来的竞争之中，那些先从实验、研究中获得精准诊断的生物标记物，然后再把生物标记物与预期的治疗方法结合在一起的公司，将会获得成功。也就是说，未来竞争的核心领域是诊断。

我们认为，未来的制药行业将面临下面这些转变：

（1）精准医疗的出现标志着制药企业产品线的细化。现在大多数制药企业对大市场"上瘾"，认为只有大市场才能满足日益增长的资本市场的目标需求。例如，今天的大市场的明星产品是礼来公司治疗抑郁症的百忧解等，但是从精准诊断的视角来看，抑郁症这种疾病实际上是拥有相同症状的不同疾病。所以，精确诊断将会使产品的种类增加，而单种药品的产量将会下降，"重磅式"的产品将会减少。因此，制药企业需要调整目前的运营管理模式。

（2）有望基于法律法规的调整而改变药品公司的销售模式，改变传统药品公司经过医院和医生销售药品的模式，建立起与需求患者之间的直接的销售关系。传统的营销是指药企的销售人员拜访医生，医生把药开给患者。而未来的趋势是：全科医生取代专科医生，护士助理取代全科医生，随着互联网的发展和家庭临床诊断工具的出现，自我诊断取代专业保健。自我诊断将会日益成为消费者购买药品的一种方式。

（3）产品研发所需的信息不再主要通过医生获得，而是通过直接与患者建立关系，从患者那里得到最直接的关于顾客需求的信息。在过去，礼来公司在开发治疗糖尿病的药品时，通过医生发现糖尿病药品的主要评价指标是胰岛素的纯度和匹配度。因此，礼来公司把药品经营的重点放在纯度和匹配度上。而实际上，通过与患者的直接接触会发现，对患者来说，真正需要的是可以方便地注射胰岛素的工具。所以，在这样的情况下，诺和诺德开发出了诺和诺德胰岛素笔。由此可见，在将来，越来越多的制药公司将会通过直接与患者建立关系来开发新的药品形式和种类。

（4）诊断将会比治疗更加有利可图。就像企业向麦肯锡咨询公司购买服务一样，顾客愿意为精确的诊断支付高额的费用，因为他们知道如何发现和正确解决问题。所以，临床实验和精准诊断将不再是过去大型药企的成本来源，而会取代营销，成为新的盈利点。把精确诊断和疗效可预测的治疗结合在一起，将会成为企业新的利润点。其中，管理临床实验将会成为核心。

7.3.4　新药研发难题与政府支持策略

（1）我国新药研发面临两大瓶颈（如图 7-6）。

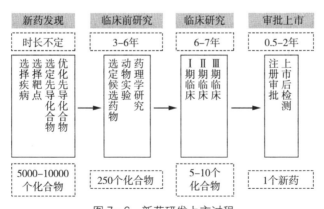

图 7-6　新药研发上市过程

新药从发现到患者治疗，一般要经过如上图的流程。当前我国新药研发和上市的瓶颈存在于中间的两大环节：

· 临床前研究人才缺乏、人员经验能力不足。

· 临床试验能力不足。例如临床试验的方案设计要求设计人员具有很高的临床试验能力。

针对这两大关键瓶颈，结合药品上市许可持有人制度（Marketing Authorization Holder，MAH），政府部门可以在以下几个方面给予支持：

① 建设以临床试验作为核心竞争能力的医院。当前很少有专门定位为研究型的医院，临床试验人员严重匮乏、资源紧缺。未来可以建设以临床试验作为主要业务，不追求门诊量、手术量、床位数，而以进行高端医药研发、科研以及成果转化等为主要使命的医院。医学教育领域可以增设临床研究课程，培养具备临床研究能力的专业人才，弥补现实空缺。

② 增强医院和医生参加临床研究的动力和责任，将参加临床研究的数量和质量纳入医院和医生考核指标。

③ 大力支持医药外包服务业的发展。从人才培养、政策支持、公共平台搭建多个角度支持 CRO[①] 服务业（包括临床试验方案设计、管理、监察及临床试验数据分析服务、临床协调及现场管理服务；临床试验申报、新药上市注册等工作）。

④ 大力支持 CMO/CDMO 的能力建设。专业化分工将带来成本的降低和工艺水平的提升。基于 MAH 制度，提供产品委托生产、临床试验、注册申报的一站式解决方案。

具体来说，政府可以统一建设六大公共服务平台，为新药研发企业与人才团队搭建完整的核心配套服务，解决新药研发上市的关键瓶颈。

① 合规注册管理平台：联合国内知名 CRO 公司，提供产品工艺、注册检验、临床试验等全流程合规支持。

② 共享研发实验平台：配备可共享使用的创新药研究所需设备仪器和实验室，满足企业对于大型贵重实验设备的需求。

③ 供应链服务平台：配备大型仓库空间，提供合规原料的供应链管理，

---

① 合同研究组织企业负责实施药物开发过程所涉及的全部或部分活动，其基本目的在于代表药企客户进行全部或部分的科学或医学研究，主要提供包括新药产品、研发等临床前研究及临床数据管理、新药注册申请等专业技术服务支持，以获取商业性或委托服务的报酬。

合同加工外包组织又名药品委托生产，其基本业务模式为 CMO 企业接受药企委托，为药品生产涉及的工艺开发、配方开发提供支持，主要涉及临床用药、中间体制造、原料药生产、制剂生产（如粉剂、针剂）以及包装等定制生产制造业务，按照合同的约定获取委托服务收入。

合同研发生产组织企业可为药企提供创新药生产时所需要的工艺流程研发及优化、配方开发及试生产服务，并在上述研发、开发等服务的基础上进一步提供从公斤级到吨级的定制生产服务。

以及资金＋信息的供应链管理。

④ 人力资源平台：与各高校建立大学生实习基地；提供有吸引力的人才政策；提供价格优惠的人力资源管理服务等。

⑤ 投融资基金平台：引入知名产业基金驻扎，评估认证后为平台入驻企业提供融资服务。

⑥ 产品推广平台：为入驻项目提供专业品牌推广、创意包装及综合市场推广方案。

上市公司案例分析

药明康德

基本信息：药明康德为全球制药及医疗器械公司提供从药物发现、开发到市场化的全方位一体化的实验室研发和生产服务，公司平台涵括化学药研发和生产、细胞和基因治疗产品研发和生产、药物和医疗器械测试、临床研究等，是全球为数不多的"一体化、端到端"新药研发服务平台之一。

创新之处——服务创新(to B)：

(1) 公司成立了人工智能团队，并和全球领先的人工智能公司、大学合作，共同探索通过人工智能进一步提高新药研发效率；

(2) 公司投资并共同创立了医生在线培训咨询平台公司云鹊医(PICA)，目前已经覆盖约180万名社区医生，为基层医生赋能，并通过庞大的基层医疗网络以及相关数据，助力疾病早筛、加速临床招募等。

(3) 公司还与中国电子信息产业集团有限公司成立合营企业中电药明(CW Data)，开发医药健康数据产品与服务，为医药健康生态圈的参与者(包括制药企业和保险公司)提供数据解决方案。

优势：

(1) 药明康德"一体化、端到端"的新药研发服务平台，能够顺应药物研发价值链，从早期药物发现阶段开始为客户提供服务，在能力和规模方面为客户赋能，通过高品质的服务质量和效率，赢得客户信任，并在客户项目不断推进的过程中，从"跟随项目发展"到"跟随药物分子发展"，不断扩大服务。

(2) 公司的服务能力和规模在行业处于领先地位，建立了竞争对手难以复制的壁垒，有助于让公司更好地预测行业未来的科技发展及新兴研发趋势，抓住新的发展机遇。

缺点：

毛利率虽大体呈现逐渐上升趋势，但相较其他同类公司，其在 CRO、CDMO、CMO 领域的业绩都算不上突出。

研发支出偏低，接近 4%，远低于同类公司投入的研发占比。

恒瑞医药

基本信息：恒瑞医药是国内最大的抗肿瘤药、手术用药和造影剂的研究和生产基地之一。公司主营业务涉及药品研发、生产和销售，主要产品涵盖抗肿瘤药、手术麻醉类用药、特殊输液、造影剂、心血管药等众多领域。

创新之处——技术创新：

公司科技创新取得重大成果，硫培非格司亭注射液成功获批上市，吡咯替尼临床Ⅱ期取得突破性疗效，获得有条件批准上市，卡瑞利珠单抗（淋巴瘤适应症）获得优先审评资格且已完成技术审评工作。

优势：

（1）技术优势。拥有相对完备、庞大的研发团队，在中国、美国、日本都有自己的研发和临床中心，各地分工格局清晰，有着强大的药品研发基础。

（2）品牌优势。秉持诚信原则，致力于在抗肿瘤药、手术麻醉用药、特色输液、造影剂、心血管药等领域的创新发展，并逐步形成品牌优势和较高的知名度，其中抗肿瘤药、手术麻醉用药和造影剂销售名列行业前茅。

（3）市场优势。经过多年发展，公司建立了一支高素质、专业化的营销队伍，并在原有市场经验的基础上不断创新思路，推进复合销售模式，加强学术营销力度，建立和完善分专业的销售团队，拓展了市场销售的广度和深度。

小结

上述两家上市公司企业，都是目前表现非常优秀的国内制药企业，不过面向未来，在人工智能、5G 等新技术的大趋势下，需要更长远的发展计划与创新。

7.4 未来医疗器械的挑战和趋势

医疗器械是医疗生态系统中的重要一环，符合未来医疗发展趋势的医疗器械创新必然是能够带来个性化或低成本的创新。

7.4.1　未来医疗器械的四大创新趋势

（1）医疗器械行业的 GPS 化。

由于医疗服务或者医疗技术的发展大多数是靠实验和经验累积而来的，所以时间在这里变成一个很重要的变量。因此，我们可以发现，资深医生之所以变得有价值，是因为时间和经历让他们具有丰富的经验累积。但是，这些累积的经验很多情况下都是隐性的知识。虽然他们也努力地传授、指导学生，但是并不能完整地把自己曾经的经历和全部的经验再现。因此，随着大量隐性知识集聚在个体层面上，专业的人才或者资源就变得越来越稀缺和昂贵。但是，到了今天，技术的发展使得我们能够克服这一点。就像司机一样，不需要走过很多的路才能熟悉每一个地带，GPS 可以帮助每一个人都成为老司机（如图 7 - 7）。

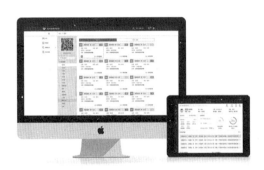

临床辅助医疗机器人

临床医教研系统通过认知算法来吸收海量的临床大数据，并在此基础上消化理解，给医生提供建议和支持，辅助医生进行智能诊断、治疗和科研。

图 7 - 7　临床辅助医疗机器人帮助实现 GPS 化

图片来源：深圳市联新移动医疗科技有限公司官网 http://www.lachesis-mh.cn/ProductionDetails

例如，IBM 的沃森、达·芬奇机器人等，在 AI 和 VI 技术等新技术的发展之下，能够帮助医疗服务和医务工作者克服时间这一个变量的障碍，迅速地变得专业化和普及化。一旦专业人士不再成为稀缺的资源，那么基于这一资源上的成本就会得到大幅度的降低。

（2）医疗器械行业的分散化。

在过去，很多患者不得不到医院才能够集中地享受到某种医疗服务，甚至只有到三甲医院才能享受到某种医疗服务。这样使得医疗服务变得非常复杂，成本非常高。那么，随着新技术的发展，医疗器械行业会有什么样的变化呢？

在每一个先进行业的初期，产品和服务都是昂贵和复杂的；然后，随着运营管理模式创新的发展，产品和服务变得更加简单、便宜；最后，产品和服务变得大众化。如表7-2所示，无论是通信行业，还是医疗器械行业，都经历了这样的分散—集中—再分散的过程。例如，在过去，我们的通信工具是信件，然后发展到去电报局发电报，后来有了有线电话，移动电话可以帮助我们在任何时间任何地点同任何人进行任何距离的通话，兼具费用低廉和方便快捷的优势。那么医疗器械行业是不是也经历了这样的变化呢？

我们会发现，在医疗器械行业，也存在这样的多阶段增长模式。例如，在过去，医生需要出诊和使用听诊器来了解病情；后来，放射科的大型超声波设备使得医生可以检查任何组织变化；接着，尺寸更小的、可以放置在手推车上的超声波设备，被逐渐地应用到产科、急诊和心脏病治疗等过程之中；如今，手持超声波设备可以用于任何的 ICU、急诊科和诊所，医生可以对患者的病情进行快速的诊断。这就是分散化的一个趋势。

表7-2　应用技术的集中化与分散化模式

行业	零阶段	增长第一阶段	增长第二阶段	增长第三阶段以后
通信	信件是远距离通信的唯一方式	我们去电报局发电报，接线员把信息转换为摩斯码后发出去	有了有线电话以后，我们在装有电话的室内就可以实现远距离通话	移动电话使得我们可以在任何地点同位于其他任何地点的人进行远距离通话
医疗器械	医生通过出诊和使用听诊器的方式来了解病情	放射科的超声波设备使得医生可以检查任何组织变化	尺寸更小的、可以放置在手推车上的超声波设备，被逐渐地应用到产科、急诊和心脏病治疗等过程之中	手持的超声波设备可以用于任何的ICU、急诊科和诊所，医生可以对患者的病情进行快速的诊断

资料来源：克莱顿·克里斯坦森、杰罗姆·格罗斯曼，《创新者的处方》，黄捷升译，中国人民大学出版社，2015

（3）专业知识的商品化。

如何把医生的专业化知识嵌入到医疗器械设备之中，使这些专业知识得到更广泛的应用，并且更廉价、更易获得，这便是专业知识的商品化。比如激光视力矫正手术，相比以前的放射状角膜切开术，LASIK 通过将这些技术有效地嵌入机器设备之中,在计算机的引导下由激光来完成大部分工作,只需较少的技术和经验就能获得高质量的稳定的手术结果。在这个过程中,设备使得眼科医生的知识更加商品化,运营管理模式开始从问题解决模式转变为增值服务模式。这样制造出的医疗设备会给整个行业的价值带来新的可观的利润。

（4）医疗器械便捷化。

便捷化指的是,过去我们需要在一个集中的场所,通过复杂的过程才能得到一定的医疗服务结果,但是,今天,随着新技术的发展,新的医疗器械设备可以帮助患者不需要到集中的地方通过专业的复杂的过程就能够非常快速地、方便地获得自己想要的医疗服务。比如,便携式血糖仪使得患者不再需要到医院进行专业化的复杂的胰岛素注射,也不再需要严格计算匹配时间和注射方式,就可以随时随地监控自己的血糖水平(如图 7 - 8)。

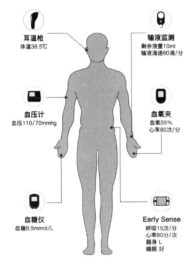

产品介绍

通过医疗级可穿戴设备,实时监测和自动采集患者的体温、血氧、心电、脉搏、血压等体征数据。数据通过蓝牙物联网中枢-蓝桥上传到医院的服务器,自动转录成护理记录,护士不用再手工重复录入。持续采集的信息,通过大数据的分析,生成各种图表,对异常情况自动预警,辅助护理的决策。

图 7 - 8　通过可穿戴设备等一站式实现数据测量和记录
图片来源:深圳市联新移动医疗科技有限公司官网 http://www.lachesis-mh.cn/ProductionDetails

7.4.2　医疗器械行业的创新挑战

然而未来医疗器械行业面临着四种障碍,它们既增加了创新的难度,也为一些企业提供了创新发展的机遇。

（1）技术成熟需要时间。

如何使一个复杂的设备变得简单，让人们负担得起，并使没有经过多少培训的人可以有效地使用它们，是一个难题，尤其是那些非渐进性的、突破式的技术变革。例如，从第一台超声扫描仪到第一台手持超声波仪器，中间经过了 25 年。但随着精准诊断的发展，对于许多细分产品，分散化的过程得以提速。

（2）自我检测仪器的发展障碍。

创新者在进行颠覆式创新时，最重要的是要正确了解消费者购买该产品想达到什么目的。当身体不适时，我们希望尽快好转。但是，病好之后，只有一小部分人能天天坚持锻炼，保持健康。所以，那些打算推出自我检测设备的创新企业，必须了解人们购买这些设备的原因：人们有动力这样做，检测结果基本确定，检测结果能被认可；如果再能配以让患者分享信息和经历的协同网络模式，就会变得更加有效。

（3）新技术与新的运营管理模式的匹配障碍。

在整个技术创新过程之中，新的技术还需要新的运营管理模式相匹配。医疗行业和其他行业不同，即使推出了这样一系列的设备、新技术，但是医疗服务的效率并不一定能得到有效的提高，费用也并不一定得到有效的降低。因此，如果把这些新的技术用来解决旧的问题，仍然是套用在以服务项目付费的医疗服务问题解决模式，新的技术即使能够解决局部的效率，但整体的成本和效率还是不可能得到任何的提高和改善。所以，必须建立与新的医疗器械技术相匹配的新的运营管理模式。比如，医保支付制度改革，从以服务项目付费转向以病种付费，这种医保制度的推出，需要建立与之相匹配的新的运营管理模式。在这个新的运营管理模式之中，要从问题解决模式转向增值模式。也就是说，盈利方式从以服务付费，变成以效果付费。与之相对应，新的医疗器械的服务方式和效率也将随之改变。因此，只有新的技术和新的运营管理模式相匹配，才能达到降低成本、提高效率，让消费者满意的目的。

（4）政府监管制度的障碍。

当处于直觉医学阶段，技术尚未成熟，医生需要接受大量培训才能够正确使用技术时，政府监管的主要目的是为了确保设备使用的安全性，主要是监管医疗投入，也就是医生的资质和其接受的培训。但是，当技术进步到精准医疗的阶段,这种监管往往会抑制颠覆式创新行为。所以政府的监管制度应该随着运营管理模式的变化进行相应的改进。当进入实证医疗阶段,此时监管的重点需要从服务提供者的资质转向医疗过程中的工作方式上,因为好的实践操作过程可以获得更稳定的疗效。最后,当进入精准医疗阶段,最有效的监管是关注医疗效果。与之相对应,我们会发现,在直觉医疗阶段,医疗器械企业的核心价值是服务,而到了实证医学和精准医学阶段,有效的技术开始成为企业核心盈利点。

迈瑞医疗案例分析[①]

公司主要产品覆盖三大领域:生命信息与支持、体外诊断以及医学影像。公司拥有国内同行业中最全的产品线,以安全、高效、易用的"一站式"整体解决方案满足临床需求。

在生命信息与支持领域,公司产品是包括监护仪、除颤仪、麻醉机、呼吸机、心电图机、手术床、手术灯、吊塔吊桥、输注泵以及手术室/重症监护室(OR/ICU)整体解决方案等用于生命信息监测与支持的一系列仪器和解决方案的组合。

在体外诊断领域,公司为实验室、诊所和医院提供一系列全自动及半自动的体外诊断产品,主要包括血液细胞分析仪、生化分析仪、化学发光免疫分析仪、凝血分析仪、尿液分析仪、微生物诊断系统等及相关试剂,通过对人体样本(如血液、体液、组织等)的检测而获取临床诊断信息。

在医学影像领域,公司产品包括超声诊断系统、数字 X 射线成像系统。超声诊断系统利用数字化控制的声波发射和接收技术提供实时的诊断图像,可以探测人体组织的超声回波特性、血流方向和速度、硬度等信息。数字 X 射线成像系统利用平板探测器来捕捉图像,相比于传统的放射影像系统,数字 X 射线成像系统缩短了病人暴露在 X 射线下的时间。

除了三大产品领域之外,公司正在积极培育微创外科领域业务,目前包括外科腔镜摄像系统、冷光源、气腹机、光学内窥镜、微创手术器械及手术耗材。相比传统开放式手术的大切口,现在可通过人体的自然腔道或体表微型切口建立通道,将内窥镜及手术器械探入体腔完成对病变的处理,以达到

[①]　案例来源:根据年报、公司官网等公开资料整理

微创的目的,显著加快患者术后恢复的进程,缩短住院时间。

创新之处——技术、服务创新(to B):

全方位、全时段、全过程售后服务体系:从提供单一服务产品到提供整体服务解决方案,增强了客户粘性,为持续推送产品和后续服务提供支撑。

优势:

(1) 卓越的体系化研发创新能力:公司通过医疗产品创新体系(MPI)的建设,包括业务和产品规划流程、产品构思和用户需求管理流程、基于全面质量管理理念的产品开发流程、技术研究流程、产品平台建设流程和产品生命周期管理电子平台系统(PLM)的落实,系统性、规范性地保证了公司源源不断的创新动力。

(2) 全方位、全时段、全过程售后服务体系。公司借助业界领先的 CRM 客户关系管理平台对服务全过程进行管理,保证服务质量。从提供单一服务产品到提供整体服务解决方案,增强了客户粘性,为持续推送产品和后续服务提供支撑。

不足:

重营销,轻研发。迈瑞医疗虽然在研发方面每年的投入都在增加,例如 2018 年的研发费用为 12.67 亿元,2019 年的研发费用为 14.66 亿元,而 2018 年迈瑞的研发费用率为 9.2%,2019 年研发投入占营业收入的 10%。而 2018、2019 年销售费用分别占营业收入比重的 23.3%、21.8%,远高于 2017 年 A 股医疗器械平均销售费率 14.7%和中位数销售费率 16.05%。

另外,2018 年年报的"公司未来发展战略"中也提及,未来迈瑞医疗主要聚焦于主营业务的销售网络布局,对面向未来的医疗技术如 5G、AI 关注度却不高。

7.5　未来第三方服务机构的挑战和趋势

随着医疗行业的深度专业化,许多医疗服务可以独立发展第三方供应模式,以降低系统总体成本与提升效率。而当前大多数医疗服务都是隶属于综合医院[13]。事实上,如果采用专业分工与协同合作的运营模式,成本会得到很大程度的降低。

我国政府也在大力推动第三方独立服务机构的发展。截止到 2019 年,国家卫健委规范了 10 类第三方医疗机构的基本标准和管理规范:医学影像诊断中心、病理诊断中心、血液透析中心、医学检验实验室、安宁疗护中心、康复医疗中心、护理中心、消毒供应中心、健康体检中心和中小型眼科医院。这样做,可以促进大型综合医院商业模式的清晰化,使其资源更加聚焦在其擅长的工作上,如临床诊断,这样其整体运营成本也会得到降低,同时对于专业分工而言也是有利的——专业机构在专业领域能提供更具有针对性的服务内容。

案例:HCA

全球最大的医院集团 HCA 通过整合非临床职能、提供专业化的共享服务,使关键资源集中于临床服务(见图 7-9)。[①]

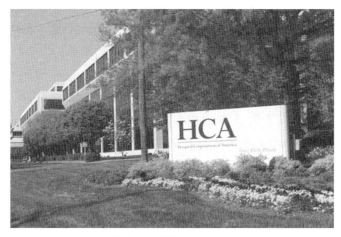

图 7-9 HCA 集团外观

HCA 是全球最大的医院集团,HCA 控股公司在美国 20 个州及英国拥有约 164 家医院及 106 家独立外科中心,2011 年 3 月在纽约上市。HCA 曾经通过并购获得迅速扩张因而拥有巨大的规模,集团向下属医院提供很多支持和资源,专业化共享服务就是一种非常重要的支持方式。HCA 通过整合一些非临床职能,使关键资源集中于对病人的医护工作,强化医院对最根本的临床服务的关注。HCA 建立了十几家专业化的共享服务中心,为多家

---

① 案例来源:IBM 商业价值研究院,《医院管理 6+1》

集团内甚至集团外的医院提供包括病人账户服务、供应链服务、工资处理服务、健康信息管理服务等方面的共享服务。位于 Kentucky 和 Texas 的全国病人账户服务中心（NPAS）是医疗行业最大的收款服务提供商，并已经成为医院战略型业务流程外包 BPO 的合作伙伴。

案例：联影智慧

联影智慧医疗投资管理有限公司成立于 2016 年，主要是依托联影高端医疗设备，在全国范围内开展一系列"联影医学影像诊断中心"建设实践。

目前，联影智慧医疗投资管理有限公司的主营业务有：独立影像中心业务——为患者提供第三方医学影像检查、诊断服务等；医院项目合作——与医疗机构合作，为其提供专业的影像科室运营、影像设备管理运营服务；远程诊断服务——为广大基层医院提供专业的、基于互联网的远程影像诊断服务，以及疑难杂症的专家会诊服务。此外，联影医学影像诊断中心顺应潮流，通过技术突破升级，正在给行业提供更加精准的服务。

创新：

2019 年 5 月 14 日，作为科创板的热门候选企业，联影此次携 30 余款产品登陆展会，并发布了 3.0T 探索磁共振等一系列高端产品和技术，3.0T 探索磁共振是此次联影发布的重磅产品。凭借业界领先的超高性能梯度系统、光梭成像技术与光梭引擎，该产品能够提供更高的图像对比度和更精细的结构显示。设备还搭载了丰富全面的高级应用、AI 应用，如静息态脑功能成像、脑结构量化分析、脑肿瘤量化分析等，为临床、科研的前沿探索与研究提供了有力工具。

在成像技术、软件应用上，联影提供了强有力的技术支持。尤其联影 3.0T 探索磁共振所提供的脑影像数据，可支持脑解剖连接模式和脑功能研究、脑疾病研究，帮助进一步完善有明确生物学意义的脑图谱及适用性的验证方法体系，助力脑科学研究从源头上进行创新，为脑疾病研究提供了坚实的基础，大幅缩短了科研向临床应用转化的时间。

优势：

截至目前，联影已向市场推出掌握完全自主知识产权的 60 款产品，进驻美国、日本等全球 18 个国家和地区的 3200 多家医疗及科研机构，包括 350 多家顶级医院。2018 年 10 月，联影医疗推出经药监局批准的一体化 PET/

MR设备,成为国内首个、全球第三家具备研发和生产该设备的公司。联影已能通过自主研发全线生产高性能设备产品:包括分子影像(MI)、磁共振(MR)、计算机断层扫描仪(CT)、X射线(XR)等,并提供精细、精准的影像信息。

当有了高性能影像设备作基础,联影影像云也开始为精准医疗搭建桥梁,从全国三甲医院到省级医院再到县域精准医疗中心最后到乡镇社区医院进行全线影像设备的连接,实现区域间互联、协同。

截至2018年,联影已先后将56款产品推向市场,进驻全国共4200多家医院,其中300多家为三甲医院,总装机达4700多台。

联影打造了一个高端医疗设备行业的人才高地,联影的核心管理团队中的每一位成员,都在行业内拥有多年的科研或管理经验。大量的资深科学家也加入团队,包括6位"国家千人计划"、8位"上海千人计划"专家,110多位海归科学家,200余位博士,500多人具有在国际大公司和行业知名企业工作的经历。目前,联影已经拥有逾1400人的研发团队,占公司全部人数的一半以上。联影打造了一个创新的矩阵,在发展战略、核心技术、设计、服务、质量以及运营管理模式等方面实现全方位创新。[14]

7.6 未来医生群体、医学院的挑战和趋势

医疗健康相关领域的技术和服务在快速迭代创新,为了满足未来个性化、低成本、高品质、高可及性的医疗需求,医生群体以及医学院都面临着创新变革。

7.6.1 高素质全科医生非常紧缺

全科医学又称家庭医学,其专业领域涉及各种年龄、性别,各个器官系统以及各类疾病。全科医生是连接患者家庭与医疗服务提供者的关键节点。全科医生不仅仅是"健康守门人",而且担任着"健康指挥家"的角色。而我国的全科医学发展较为缓慢。

20世纪50年代,北美地区、欧洲及英联邦国家的全科医学或家庭医学职业组织先后成立。如1947年美国全科医生学会成立,其目的是促进全科医学的复兴,维护全科医生的社会地位和利益。而我国(港澳台地区除外)

在 20 世纪 80 年代后期,才正式从国外引入全科医学概念。1986 年起,世界家庭医生组织(WONCA)有关负责人与加拿大、澳大利亚、英国、美国以及我国香港和台湾地区的全科医学专家陆续来访,传播全科医学理念。[15] 1993 年,中华医学会全科医学学会成立,标志着我国全科医学学科正式建立。2000 年,原卫生部成立全科医学培训中心,挂靠在首都医科大学,承担全国全科医学教育指导工作。全国 28 个省(区、市)相继成立省级培训中心,形成全国全科医学教育培训协作网,对于推进全科医学发展发挥了重要作用。2019 年国家卫生健康委办公厅印发《全科医生转岗培训大纲(2019 年修订版)》,转岗培训作为缓解当前全科医生数量短缺与规范化培训周期较长矛盾的过渡性措施,是当前加快壮大全科医生队伍的有效途径。

以南京市为例,截至 2018 年年底,南京市每万人拥有全科医生 3.4 人。目前南京市全科医生队伍建设与深化医改、建设健康南京的需求相比还有较大差距,基层人才队伍建设仍然是医疗卫生事业发展的短板。由于全科医生薪酬待遇较低、职称晋升较难、发展空间小等诸多因素,全科岗位还缺乏吸引力。不解决这些一系列问题,分级诊疗制度就难以全面落实。2019 年南京市政府办公厅印发《关于改革完善全科医生培养与使用激励机制的通知》,提出:2020 年全市全科医生要达到 3300 人以上,2030 年全市全科医生要达到 6000 人以上,实现南京市城乡每万人口拥有 5 名全科医生的目标。

除此之外,面向未来的医疗服务,不只是需要足够数量的全科医生,也不只是希望全科医生为患者提供综合、持续的基本医疗卫生服务,更是希望全科医生为患者提供长期、个性化的医疗服务,成为家庭可信赖的专业医疗服务提供者。

7.6.2 从线下转移到线下线上相结合的工作方式

随着互联网+医疗、移动医疗等新技术和新服务模式的崛起,医生的工作场所不再仅限于医院诊室、手术台、病房等,而是线上线下相结合。例如,糖尿病患者只是在需要进行重度干预、做检查、做手术的时候才会去医院停留一段时间。患者离开医院回到家,还要坚持漫长的治疗,整个治疗过程中 90% 以上的时间都是在家里。在以长期病、慢性病为疾病主要形式的未来,医生要想为患者提供优质服务,必须把工作平台放在云端,在云端和患者保持长期联系,提供复诊通知、患者教育、复诊提醒、调查量表、服药提醒等等,只有这样把点状医疗干预变成长期线状管理,甚至对患者予以全生命周期的疾病干预,把医生对患者的干预延展到患者家里去,才能保证诊疗效果。

医生的工作平台转到线上,将会推动医生品牌的迅速崛起,将改变当前"只认庙宇不认和尚"的奇特现状。以前医生品牌的传播主要靠口碑,口碑传播会逐渐形成一定品牌,但这种传播周期很漫长,很多医生在快退休的时候才成为一位名家。有了互联网之后,医生的口碑在互联网上快速传播,更多的患者会了解到这个医生,推动医生品牌的快速成长。这个时候医生的品牌将占据主导地位,医院将变成医生的执业地点,而不再领导医生。

7.6.3　医生创新创业将成为重要趋势

在国家鼓励医生多点执业、鼓励创业等相关政策引导下,从多点执业,到开诊所、开私立医院,公立医院的医生创业的空间迅速扩展。一些优秀的临床医生研发出的创新性产品也开始得到产业界和资本界的极大重视。

（1）医生创新成果的转化将越来越成熟。

医生的创新是最贴近医疗需求的,然而长期以来又处于难以市场化的困境。随着政策的大力支持和市场需求的增加,医生创新成果的转化将得到越来越多的支持。

上海市第十人民医院设立"临床创新转化园区",为临床科研成果转化开辟了一条走向市场的通道。[①]

2019 年 3 月,上海市委、市政府发布《关于进一步深化科技体制机制改革增强科技创新中心策源能力的意见》(简称"科改 25 条"),为创新成果走出实验室放权松绑。上海市第十人民医院心内科主任徐亚伟正在为自己花费多年心血开发的心电图预警系统入驻转化园区而忙碌。他由衷希望这项列入科技部重大研发计划的成果,能在这里走通成果落地的"最后一公里","心电预警临床需求巨大,通过市场化运作,可以造福更多患者"。

该终端能够为患者提供 24 小时心电图监测,设在医院的数据中心则能实时响应来自终端的预警信息,同时对收集到的心血管大数据进行深度分析。徐亚伟介绍,目前该系统已将市北地区"急性心梗"院内抢救死亡率降到 3% 以下,"5G 时代,结合人工智能,它还能发挥更大作用"。

---

① 案例来源:文汇报:《当医生还是下海创业? 从此告别两难》,2019

　　其实，早在几年前，徐亚伟就曾在上海寻找过合作伙伴，想与企业联合开发市场化产品，可由于种种限制，最终失败。"以前我们的科研往往止步于发论文、申请专利，等最后评到奖，就此终止。"他说，如果再想往市场迈进一步，医生就要面临痛苦的两难选择：要么离开临床一线，转而下海创业；要么将专利转让，成果从此与己无关。

　　可是，无论是新药、医疗器械，还是诊疗方法，专业含金量极高的医疗技术职务发明，一旦离开医生和临床，即使成功走向市场，产品的升级改进也会后继乏力。医生的职务发明大都贴近临床、看准需求，极具市场竞争力，若能突破原有体制机制障碍，让他们与专业产业化团队深度合作，将为生物医药产业发展带来一股新动能。

　　（2）医生创业如火如荼，模式多样化但依旧困难重重。

　　2016 年发布的《"健康中国 2030"规划纲要》明确指出："创新医务人员使用、流动与服务提供模式，积极探索医师自由执业、医师个体与医疗机构签约服务或组建医生集团。"这是"自由执业"第一次被写进"国字号"文件，也是"医生集团"第一次被写进"国字号"文件。

　　"医生集团"的本质是医生开展团体形式的执业。团体内的医生共享收入的同时共担风险和损失。在美国，医生集团是一个相当成熟的医生执业方式，迄今仅有 5.6% 的医生直接受雇于医院，高达 83% 的医生则加入医生集团，梅奥诊所、恺撒医疗集团等都是典型的例子。而在中国，张强医生集团作为中国首家医生集团于 2014 年才成立，可以说，医生集团这一执业方式彼时在中国才刚刚起步，可就在这短短 5 年间医生集团迅速发展。据"亿欧大健康"不完全统计，目前全国医生集团已接近 700 家。

　　医生集团的运营方式主要有三种：科室共建模式、合作分成模式以及自创医院或诊所的重资产模式。医生创新和创业的大力发展，与满足患者个性化、低成本、高可及性、高品质的医疗服务需求是密不可分的。

　　（3）医学课程体系的设计要面向未来。

　　面对医疗改革的风云变幻，作为医生的培养机构——医学院，肩负着更大的重任。当前的医学课程无一例外地都把重点放在今天的技术以及如何为今天的病人提供医疗服务上。然而当今颠覆性技术不断涌现，如果医学院的课程还是在学习过去和现在的知识，那么等几年后"学成归来"时已经不能适应当时的医疗环境了。因此，医学课程体系的设计要面向未来。

我国的医学院培养体系主要有：五年制临床本科、八年制本硕博一贯制、三年制临床型或科研型硕士、三年科研型博士等。无论是哪种体系，其被诟病之处在于：学习与实践脱节：读完8年医学课程后不会看病很常见，医院需要花费大量的时间与精力来再培养，医生不应该是与人和社会脱节的"科研机器"；医学生与患者脱节：当前的课程体系都在教授学生专业的医学知识，而没有人教他们如何与患者沟通，如何真正地为患者思考。而从未来医疗需求出发，患者需要的是能够共同参与决策的医疗服务、是在了解患者基础上提供的个性化的医疗服务，这是未来医学院应该重点培养的医生素质之一。在突破性技术层出不穷的时代，更要求医生具备跨界整合能力，成为复合型人才。

总之，高体验感出自合理的整合，而低成本出自专一化带来的成本锐减。未来的医疗健康生态系统，应该是连接多方的专注型＋整合型的系统，也就是同时具备高的专注度与协作度（见图7-10）。而当前我国的医疗服

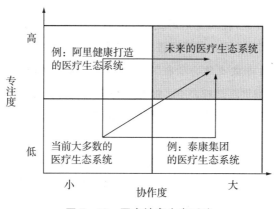

图7-10　医疗健康生态系统

务生态系统中，大多数业务还是较为分散的，而且也没有真正专注于各自的优势领域，处于"双低"象限中。不过，参考美国的恺撒模式，我国的一些保险公司开始探索紧密协作的医疗生态系统，例如泰康集团模式，不过集团内部专业度不高，各种模式混杂。同时，阿里健康等已经开始利用自己强大的竞争优势，专注于医疗健康产业，但是还没有能融会贯通成为紧密协作的生态系统。未来的医疗生态系统应该有一个强大的整合者，在保持专业分工的同时，还能通过某种机制将各方紧密联系协调。

阿里健康

基本业务(见图 7-11):

1) 医药健康产品及服务销售业务:向上游直接对接品牌商和大型经销商,同时与线下医药连锁企业开展合作,打通产品流通全链路,致力于为下游商家及消费者提供质优价美的产品和服务。

2) 医药自营业务:主要为在线自营店(阿里健康大药房和阿里健康海外旗舰店),半年度活跃消费者(在过往 6 个月内在平台上实际购买过一次及以上商品的消费者)超过 1000 万。同时也积极布局线下医药零售市场。目前已战略投资安徽华人健康、山东漱玉平民、贵州一树等区域龙头连锁药店,开展全面业务合作。未来将协同并赋能线下合作伙伴,打造在线线下结合的全渠道销售网络,升级医药新零售系统,拓展药店服务功能,提供更优质的服务体验。

3) 新零售模式:在北京、广州、深圳上线 7*24 的"急用药"需求服务,提供"白天 30 分钟送达,夜间 1 小时送达"的 24 小时急送药服务,同时在"急用药"场景里,嵌入了"30 秒问答"的医生在线咨询服务。

4) 追溯业务:本集团致力于将"码上放心"打造为中国最大的医药云,通过物联网实现药品供应链在线化、数据化和透明化,为医药行业各方的日常管理以及在线线下结合提供基础工具和增值服务,包括药品追溯和召回、渠道管理、患者教育、疫苗冷链追溯、医保控费等。

5) 消费医疗业务:目前主要布局体检、医美、口腔、疫苗等大健康服务类领域,以手机淘宝为运营主阵地,阿里健康拓展了支付宝、钉钉、口碑网等流量入口,将消费医疗服务融入生活场景。

6) 互联网医疗:包括健康咨询服务、互联网医院平台、电子健康卡和医学科普。

创新之处:

1) 2019 年 1 月,阿里健康和蚂蚁金服共同投资的浙江扁鹊健康数据技术有限公司(浙江扁鹊)所承建的"浙江省互联网医院平台"正式发布,这是全国第一个集监管能力和服务能力于一体的互联网医院平台(企业—政府—企业—消费者)(B2G2B2C)

2) 2018 年 9 月,阿里健康与阿里云宣布共建阿里医疗人工智能系统即

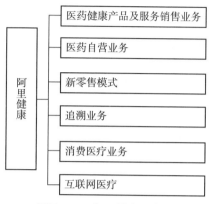

图 7 - 11　阿里健康业务图

"医疗大脑 2.0",在生理信号(脑电波引擎及胎心监测)、语音识别、人脸识别等领域有所进展。2019 年 3 月,研发出基于深度学习模型的脑电波癫痫诊断产品,可显著提升医生的脑电图读图效率。

3) 全链路的供应体系可有效提升供应链效率,拉近品牌商、经销商和消费者之间的距离,把品牌商的专业服务能力下沉到消费者端,在服务好消费者的同时,挖掘和激发出新的消费需求。

4) 得益于本集团的运营及品牌优势,以及团队高效的执行力,在线自营店的收入持续高速增长。与此同时,本集团在仓储、物流、客服等方面的配套系统和服务能力也进一步提高。随着供应链优化及效率的提升,业务团队不仅对所提供的产品和服务质量有了更有效的把控,对不同消费人群的个性化需求也有了更深入的认识。

5) 成功推出的"杭州样本",是建立在本集团内外、在线线下合作伙伴优势资源联动及充分协同的基础上:以手机淘宝为入口接收订单,配套互联网医疗的专业咨询服务;以 O2O 先锋联盟的线下头部连锁药店承载订单,提升"最后一公里"体验;用"菜鸟"和"蜂鸟"的强大运输能力保障配送效率,从而提升用户体验,最终满足消费者个性化需求。

6) "码上放心"追溯平台依托阿里云强大的计算和数据处理能力,可处理千亿级码量大数据,并支持数十万企业用户,具有良好的开放性、兼容性和安全性。

小结:

靠阿里集团"输血"，阿里健康的大健康版图在五年内有了清晰轮廓。但在这张版图中，除了医药电商、医药新零售外，阿里健康还亟须打造出新的内核，互联网医疗、智慧医疗等创新业务则成为投入和布局的重点。

太平洋保险

公司主要通过太保寿险为客户提供人身保险产品和服务；通过太保产险、安信农险为客户提供财产保险产品和服务；通过太保安联健康为客户提供专业的健康险产品及健康管理服务；通过太保资产开展保险资金运用以及第三方资产管理业务；通过长江养老从事养老金业务及相关资产管理业务；本公司还通过国联安基金开展公募基金管理业务。

创新之处——服务＋技术创新：

1）数字化：完成集团统一门户"太平洋保险"App上线及运营，为向客户提供全生命周期综合保险服务和跨版块业务协同建立了基础。重点围绕客户足迹，积极推动数字化应用创新，人工智能保险顾问"阿尔法保险"访问量已突破650万人次；基于语音交互、图像识别等技术，"灵犀"系列机器人可实现多场景保险服务；"太好保"可针对司机不安全驾驶行为进行实时预警和有效管控，成为帮助客户"科技减损"的智能风控平台，同时也有效提升了公司团车业务品质管理水平。

2）建设大健康为载体的保险生态圈：未来还将通过开发与养老社区入住及相关服务挂钩的保险产品，打造"专属保险产品＋高端养老社区＋优质专业服务"的新型业务模式，为中高端客户提供高品质的养老服务；公司立足客户对"保险产品 ＋ 服务"的多元化需求，持续夯实协同发展基础，提升对客户的一体化服务能力。在个人客户方面，以"太保蓝本"为代表的健康服务提供诊前、诊中、诊后服务的综合解决方案，进一步提升客户就医便捷度；太保寿险、太平洋医疗健康联合妙健康、华为同时发布了太平洋保险首款基于可穿戴设备及体征数据的健康互动保险计划。

优势：

1）拥有先进、可靠的信息技术系统，构建了企业级移动应用布局，具备领先的运营支持能力和新技术应用能力；

2）创造协同价值，形成协同发展的组织体系、绩效考核和推动激励等保障措施；

3) 持续推进以客户需求为导向的战略转型,建立了客户脸谱绘制能力,寿险在客群细分基础上的产品创新能力持续提升,产险客户服务能力不断增强;

4) 建立了行业领先的风险管理与内控体系,保障公司的持续健康发展。

小结:

太平洋保险利用 AI 技术构建大平台,将基础的保险业务与大健康结合起来,深入挖掘多元场景,及时捕捉和识别客户多元化、个性化需求,并提供精准的产品和服务解决方案,属于面向未来的服务创新企业。

泰康保险

泰康的战略目标就是客户购买泰康养老保险和医疗保险,在泰康的医院看病,在泰康之家养老社区养老。可以说,泰康服务涵盖了老年生命链的医、养、康、宁四阶段,借助保险、医养、资管三大板块协同运作,完全打通。

基本业务:

1) 保险板块,泰康不断引领国内健康产品服务创新潮流。从 2010 年业内首推保证续保的住院津贴保险——世纪泰康,到 2016 年推出创新性住院医疗险——健康尊享,再到 2018 年推出行业领先个人特药保险,打造了"商业医疗险＋专科医疗服务＋特药服务"的新型运营管理模式。

2) 医养板块,泰康在行业内率先将虚拟保险与实体医养相结合,走出一条医养融合大健康之路。目前已经实现泰康之家养老社区 15 城联动,3.4 万张床位规划。同时,泰康首家医、教、研一体化大型综合医院——泰康仙林鼓楼医院已开业运营,泰康同济(武汉)医院和泰康西南医养中心亦相继落地,并拥有 4 家专业化康复医院。

3) 资管板块,凭借长期、稳定、卓越的投资能力,泰康广泛布局大健康领域。泰康战略投资亚洲最大 IHH 医疗保健集团旗下的百汇中国,还先后投资了信达生物、迈瑞医疗、药明康德、汉喜普泰等企业,涵盖了药品、医疗服务、医疗机械等细分领域。

创新之处——服务创新:

通过整合健康医疗服务资源,搭建健康服务网络平台,泰康人寿将传统保险、医疗实体以及现代健康管理服务理念有机融合,为客户提供一站式健康管理解决方案,致力让高品质的健康服务惠及千家万户。2013 年,泰康人寿在行业中率先推出就医协助服务,形成"重疾绿通"健康服务品牌。2019年7月推出全面升级的就医协助服务——"就医管家"协助就医体系:包含更多的知名医院资源(全国30个省市的526家知名医院);覆盖诊前、诊中、诊后各关键环节服务(包括专业导诊、专家问诊、专家门诊、专家病房和专家手术,还有医后关怀、专家复诊、检查加急服务、8种高发癌症靶向用药基因检测等);异地就医还能补贴交通住宿费。此外,还推出了"惠健康"重疾保险、"健康尊享D"医疗保险等多种健康险产品和服务。

小结:

相比平安好医生,泰康保险通过保险覆盖了针对投保人生病、意外、养老以及死亡的所有保障与服务,形成了一个更大、周期更长的全过程的"健康管理、财富管理"的闭环模式,具体包括设立养老社区、进军医疗产业、通过投资墓地提供临终关怀服务等,属于面向未来的服务创新企业。

参考文献

[1] 陈惠芳.价值网络视角下医疗服务价值共创模式研究:基于某三甲医院的案例分析[J].上海管理科学,2018

[2] Nambisan P , Nambisan S . Models of consumer value cocreation in health care [J]. Health Care Management Review, 2009, 34(4):344~354.

[3] Holman H , Lorig K . Patients as partners in managing chronic disease. Bmj British Medical Journal, 2000, 320(7234):526~527.

[4] Slywotzky A , Morrison D . How digital is your organization? Strategy & Leadership, 2001, 29(2)

[5] Windsperger J , Gérard Cliquet, Ehrmann T , et al. Interfirm Networks:An Introduction[M]// Interfirm Networks. Springer International Publishing, 2015.

[6] Moore B C J . Frequency Analysis and Pitch Perception. Encyclopedia of Acoustics. John Wiley & Sons, Ltd, 1993.

[7] 王浩涵.基于共享经济的移动医疗商业模式创新研究:以春雨医生为例[J].现代营销(下旬刊),2019.

[8] 倪剑、孙宝红、曾伏娥.智慧医疗:破解"铁三角"困局[J].哈佛商业评论,2019

[9] 迈克尔·波特,罗伯特·卡普兰.如何为医疗服务付费[J].哈佛商业评论,2016

[10] 王博,吴育琛.平安医保科技的"攻坚战"[J].中国企业家,2018.

［11］基因慧研究院.2019 年基因行业报告［R].2019

［12］健康点,飞利浦.智为健康,中国医疗人工智能产业报告［R].2019

［13］IBM 商业价值研究院.医院管理转型 6＋1［R].

［14］粟灵.联影,高端医疗设备"中国造"［J］. 中国企业家，2018.

［15］亿欧智库.2019 互联网＋全科医学与健康管理行业发展白皮书（征求意见稿）［R].

第八章　未来已来：打造未来
医院的"江北模式"

综上，当前的医疗系统面临着看病难、看病贵与体验差三大难题，国家政策通过推动医疗、医药和医保"三医联动"的改革来促进医疗供给侧和需求侧的创新，然而医疗供给侧的创新与医疗需求侧的创新存在着路径不一致的困境：医疗供给侧的创新主要是走先提升个性化再向规模化发展的道路，而需求侧的创新主要是走先提升规模化再向个性化发展的道路。因此，二者之间的"鸿沟"正是当前和未来医疗技术创新和服务创新的机遇。

如前文所述，面向未来医院的新技术服务模式，应该具有以下关键特征：

与科技进步相适应的医学伦理与人文建设；

精准诊断与治疗；

个性化体验的医疗服务；

整合医疗的一体化方案；

全生命周期保障的人民健康综合管理；

低成本、高质量、高效率、高可及性

更进一步的，面向未来的高个性化与低成本的医疗服务应该采用新的运营管理模式。因此，医疗服务提供机构应该变革现有的运营管理模式，将新技术和新服务缔造的新顾客价值传递给顾客。三种运营管理模式：专家主导模式、增值服务模式和平台管理模式，具有完全不同的特点，适合不同的业务内容与顾客价值。

事实上，未来医院不是一所或几所医院，而是一个相互协作、紧密联系，共同为顾客提供新价值（个性化体验且低成本）的医疗健康生态系统！这种医疗生态系统内的各方紧密协作、利益共享，共同为顾客提供价值。

本章我们以南京江北新区——国家级新区与自贸区为具体的应用场景，来分析未来医疗的落地模式。

8.1　未来医院与江北发展的战略推演

南京江北新区,2015 年 6 月 27 日由国务院批复设立,成为全国第 13 个、江苏省首个国家级新区。根据国务院批复,江北新区战略定位是"三区一平台",即逐步建设成为自主创新先导区、新型城镇化示范区、长三角地区现代产业集聚区、长江经济带对外开放合作重要平台。新区位于江苏省南京市长江以北(见图 8-1),规划面积 788 平方公里;其中,直管区管辖 7 个街道 386 平方公里,常住人口 130 万。2018 年,新区全域实现地区生产总值 2528 亿元,同比增长 11.8%。其中,直管区地区生产总值 1471 亿元,同比增长 13.1%,主要指标增幅均明显高于江苏省、南京市平均水平。2019 年 8 月,中国江苏自贸区获批,"双区叠加"为江北新区的发展带来更大机遇。

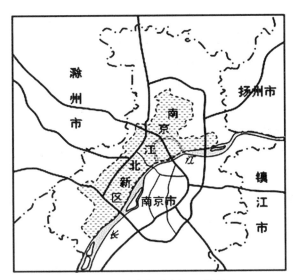

图 8-1　南京江北新区区位图

江北新区南京国际健康城以打造长三角精准医学"三中心一高地"为战略目标,即建设以精准医学为特色的前沿医疗服务中心、国际专科服务中心、综合健康服务中心,打造精准医疗创新和服务高地,把南京国际健康城建设成具有全球影响力的高端化、国际化、专科化、特色化的现代健康医疗服务产业集群与健康医疗服务先行示范区。

运用美国管理学大师卡普兰和诺顿的"战略地图"工具,采取 PESTEL

分析方法，可以看到国家级新区与自贸区叠加的江北新区在发展未来医疗生态系统上的逻辑与趋势。

一是政治和政府层面。自国务院颁布《"健康中国 2030"规划纲要》及国家卫健委大部制改革后，新一轮医改拉开帷幕。生命健康产业与医疗卫生事业发展相互交织，不断在内涵与外延上叠加扩界，在政治与市场两种机制的自然选择下，依托国家级新区载体发展精准医学，建立未来医疗的技术与服务模式，是落实"健康中国"战略的重大举措，是政治发展与政府治理的必然选择，是将科学发展与体制突破、技术创新与机制创新结合，实现全球化背景下医疗资源、技术、人才在江北的快速聚集与合理布局，构建适合国情省情市情的现代医疗卫生服务体系的有力新引擎。

二是经济和产业层面。当前，我国经济发展进入改革深水区，亟须在更高产业层级培育新引擎新动能。健康服务业是面向未来的朝阳产业，预计 2020 和 2030 年将分别达 8 万亿和 16 万亿市场规模，江苏健康服务业同期也将达 1 万亿和 2 万亿规模。2015 年全球精准医疗市场规模为 600 亿美元，预计 2030 年有望突破 5000 亿美元大关。在此背景下，全国各地省市均把精准医疗作为"金牛产业"和"明星产业"，海南的博鳌乐城、上海的张江虹桥、河北的北戴河都在结合各自的地缘优势与产业基础，以精准医学与未来医疗带动产业在新区域的牵引与引领作用。

三是社会和需求层面。精准医学与未来医疗是对传统医学服务模式的颠覆性变革，推进了医疗技术服务"关口前移"和"重心下移"两大转折性变化，实现对疾病的早预测、早诊断、早治疗，进入基因测序阶段，并以健康大数据管理支撑健康医疗服务在基层社区层面安全、有效、经济地实现最大化的个体和社会健康效益，从根本上解决看病难、看病贵等问题。当前，在江苏和南京地区，工业化、城镇化和人口老龄化带来的健康问题日益严峻，心脑血管疾病、恶性肿瘤等慢病、重病负担迅速升高，新发突发传染病对经济社会影响持续增大，推行未来医疗这一新空间的建设发展，是人民对城市迭代发展的期望，也是人们越来越追求个性化体验服务的归属指向。

四是科学和技术层面。精准医学是医学技术服务走向未来的重要里程碑。它推动疾病预测突破经验型框架，进入基因测序预报阶段；推动疾病诊断突破表型分类框架，进入分子分型阶段；推动疾病治疗突破共性化框架，进入个性化因人施策阶段；推动医疗保健突破传统治防框架，进入事前精准预防预控阶段，提高了人民对健康期望的上限。但也应看到，精准医学走向未来医疗涉及一个庞大的技术网络，涉及基因测序、组学分析、分子影像、微观控制、细胞治疗等多学科多领域，涵盖医教研康养等全场景全链条，唯有在国家级新区打造科技综合体，才能打开精准医学发展的空间，赋予技术服务在未来医疗领域创新源源不断的活力。

五是生态和城市层面。当前，世界众多城市均把大健康作为产业地标，东京、迪拜、休斯敦、波士顿等相继建设了知名的生命健康创新园区，上海最近也明确提出要打造"亚洲医学中心"。而南京目前虽然健康产业蓬勃发展，但面临"有高原无高峰、有盆景无风景"的现状，造成城市功能和首位度相对欠缺。在此背景下，应结合南京的资源禀赋、地缘位置、技术条件等因素，以精准医学为突破口，采取差异竞争和聚焦发展战略，抢占技术高点，加快融入全球创新网络，从而进一步争夺精准医学的话语权、参与权甚至标准制定权，实现未来医疗供给与人民健康需求均衡发展、相互促进，最终提升城市能级、推高城市在全球竞争中的作用与影响。

六是法规和政策层面。2015年，奥巴马首度提出精准医学政策计划，一时间"精准医学"迅速受到全世界各方的关注。次年，我国科技部发布《精准医学研究重点专项年度项目申报指南》，表明中国将精准医学作为科技创新的重中之重，以举国之力发展和应用精准医学并用于未来医疗的政策蓝图已经绘就。未来5～10年将迎来未来医疗技术服务的大爆发，医学资源的跨区流动、跨域集聚、跨界融合共享将成为常态。通过深化顶层设计，依托国家级新区和自贸区的先行先试优势，围绕精准医学领域提前展开知识产权保护、官产学研合作、技术应用监管、成果落地转化等方面法规政策试点，可填补现行法规的空白、弥补政策粗放的短板，奠定体制机制创新基础，为时机成熟时在全省乃至全国范围内的模式推广提供样板。

基于上述六方面推演，在时代潮流、政策方向、技术先导和市场需求的背景下，未来医疗生态系统的发展在江北亟待探出新路，做出创新。

8.2　未来医疗布局的生态系统设计

基于自贸区在打造健康服务先行示范区的主要构想，为未来医疗在区域发展中的布局形成生态，我们认为以下八点举措或许可以作为一种体系的设计。

一是"引"，引进国际高端研究机构。围绕区域产业体系建构，加快推进国际医学研究机构及资源整合落地，重点升级以新型医学科创中心为代表的临床医学研究机构与转化医学研究机构，启动精准医学与未来医疗相关课题研究，与现有医学研究机构整合；鼓励公立医院以共建方式开展解决疑难重症、罕见病方面的国际学术交流与自主创新研究，形成高校、科研机构、医疗机构、企业合作创新的生态系统，集中产生围绕服务未来医疗的技术服务模式创新的一批成果并落地转化，支撑区域创新发展。

二是"建"，建设公共技术服务设施。秉持"集约、协同、共享、创新"思维，全面推进支撑精准医疗服务和科技研发的基础配套设施建设。包括支持高校、医疗机构、企业组成联合体，优先聚焦蛋白质组学和代谢组学技术，建立产学研紧密结合的、面向精准医学提供公共研发和共性技术的服务平台；加快远程国际病理中心、分子医学影像中心等国际第三方专业机构落地，完成医学检验、病理诊断、医学影像、消毒供应、血液净化等公共技术平台规划升级；开展区域细胞制备中心、细胞存储中心建设试点，形成标准化流程、规模化生产、中心化供应、统一化监管的新型干细胞产业发展模式。

三是"拓"，拓展国际医学专科联盟。瞄准精准医学与未来医疗前沿，结合各专科、学科发展的国际临床共识，积极开展专家交流与国际性会议；规范远程会诊平台建设和信息安全保障，为国际诊疗提供技术与管理平台；协助"健康城"内引进的优质专科中心对接国际优质医疗资源，建立以专科为特色的国际医联体，实现优质医疗技术资源在全球范围内的共享；扩大精准医学对社会资本的开放度，形成一批有规模、有影响、有特色的国际合作专科机构。

四是"创"，创立研究型未来医院。推进医院＋医学院＋研究中心集聚创新，建立前沿医学技术研究应用平台，推进国家临床标准制定与试行；汇聚优势力量，开展联合攻关，针对新发传染性、感染性疾病推进防控体系的重大创新和技术突破，构建预测预警技术体系和防控模式；开展基因治疗、免疫治疗领域的前沿研究，尝试基因临床实验性治疗，探索新免疫靶向疗法、基因靶向细胞免疫疗法、中医分子靶向免疫疗法并形成成果，在此基础上建设以精准医学治疗为方向的新型研究型未来医院。

五是"孵"，孵化精准医学相关产业。根据区域流行病学发病情况与国际前沿研究应用热点,研发新型治疗性干细胞技术与制品在重大难治性疾病中的应用方法;推广运用新型生物材料、组织器官三维构建、3D打印以及其他前沿生物学研究手段,开发组织修复产品及再生型人工器官;孵化针对肝炎、心血管疾病、呼吸道疾病、遗传病及优生优育方面的生化诊断、免疫诊断、分子诊断、床旁诊断前沿技术产品;鼓励行业领军企业面向精准治疗、精准预防和精准健康方向,建立新型研发机构。

六是"优",优化综合健康管理模式。培育和引进国际国内健康体检品牌机构和管理模式,发展涵盖检前咨询、健康体检、检后服务的综合健康管理平台,建设示范性现代健康管理中心。发展传统高端健康管理机构;建设全息数字体检中心,开发智能硬件检测、健康档案等院外数据采集软件,提供健康管理、慢病管理、在线问诊等健康服务;加强对妇儿、残障群体、慢性病患者等特定人群的健康促进与保健,引导生殖健康、母婴健康、康复疗养、健康防护、运动健身等产业发展;鼓励健康体检机构向健康管理机构转型发展。

七是"扩",扩容精准医学应用场景。引导研究机构与医院、企业创新中心合作,推进重大疾病尤其是恶性肿瘤精准诊断治疗技术的联合攻关,建立肝癌、肺癌、乳腺癌等精准医疗路径与指南,推广精准诊疗方案;依托鼓楼医院江北国际医院,作为区域内发展精准医疗服务、医学研究、产业转化的基础平台,推进在风湿免疫、心脏疾病、神经疾病、消化疾病、移植医学等领域开展精准研究,在南京医学发展高原上打造多学科精准医学学科高峰。

八是"育",培育精准医学尖端人才。创新政策吸引高端人才;建设以拎包坐诊为特色的名医诊所,实现全球顶尖医疗人才的柔性引入;与国际著名医学院校合作,在健康城开展联合办学、联合人才培养,形成支撑区域精准医学与未来医疗创新发展的不竭人才保障。

8.3　自贸区带来的未来医疗政策机遇

2019年8月《中国(江苏)自由贸易试验区总体方案》正式公布。江苏自贸试验区的实施范围119.97平方公里,涵盖南京、苏州、连云港三个片区。《中国(江苏)自由贸易试验区总体方案》明确,江苏自贸试验区以"着力打造开放型经济发展先行区、实体经济创新发展和产业转型升级示范区"为战略定位。在医疗、医药相关领域，明确提出："推动现代服务业集聚发展。打造健康服务发展先行区。在相关制度安排框架下，允许港澳台服务提供者按规定设立独资医疗机构。加快对质子放射治疗系统、手术机器人等大型创新医疗设备和创新药物的审批。探索开展前沿医疗技术研究项目、重大新药创制国家科技重大专项成果转移转化试点。""建设国家健康医疗大数据中心。""推进5G试商用城市建设。""开展医疗器械注册人制度试点，允许自贸试验区内医疗器械注册人委托江苏省医疗器械生产企业生产产品。"

在字数极少的《中国（江苏）自由贸易试验区总体方案》中，与医疗、医药、医疗器械、大数据等相关的内容占据了较大篇幅，生物医药成为江苏自贸区的三大"硬核产业"之一。自贸区的设立，为江北新区的医药产业带来极大的发展机遇。

例如，医疗器械和生物医药类企业的大部分原材料依赖进口，在企业研发端，江苏自贸试验区的设立将为企业原材料和产品进出口带来便利，尤其是大分子生物样品、生产设备仪器、物料设备等进出口环节的困难将得到极大改善。医药行业的创新特别依赖高素质人才，自贸试验区能在居住、就业、子女上学等方面提供巨大的便利；资金方面，以往对投资标的和金额等的具体审批程序比较多，在自贸试验区将缩短流程。实施医疗器械注册人制度，医疗器械的上市许可和生产许可将解除捆绑，申请人可以委托具备相应生产能力的企业生产样品取得注册证，注册人可以将已获证产品委托给具备生产能力的一家或者多家企业生产产品。这将激发产业创新发展活力，优化创新资源的市场配置，促进高精尖医疗器械成果快速转化；促进委托生产的繁荣，突破土地资源和环境资源约束，推动医疗器械产业链上下游分工合作，推进江苏省医疗器械产业高质量发展。

8.4 高端医疗器械创新

质子、重离子治疗是全球最先进的微创肿瘤治疗手段之一。据统计全球17.7%的放疗患者可以从质子治疗中获益，但是只有不到1%的患者接受了质子治疗。根据世界人口推算，至少需要2500间质子治疗室，而目前售出的质子治疗室仅有265间。我国目前唯一运营中的质子/重离子医院只有上海市质子重离子医院。制约质子、重离子治疗的关键因素为成本高昂（包括设备本身的成本和维护运营成本)和人才缺乏(需要医生、物理师、治疗师等高端人才)。

　　和 X 射线以及重离子相比，质子治疗中，健康组织接受的照射更少，副作用更小，因此非常适合对儿童肿瘤的治疗。相比质子治疗，重离子有着更强的辐射消杀效果，对放疗抗拒的肿瘤更具杀灭效应，如骨与软组织肉瘤等。另外，重离子治疗可以大幅度减少患者平均照射次数。

表 8-1　质子/重离子治疗的全球分布(按地区分)

地区分布

地区	总分布数量	不同粒子类型治疗分布数量		
		质子	质子重离子	重离子
北美洲	28	28	0	0
亚洲	21	15	2	4
欧洲	22	18	4	0
非洲	1	1	0	0
合计	72	62	6	4

　　从表 8-1 中可以看出，当前的质子、重离子治疗以质子治疗为主，少数开展单独的重离子治疗，或者质子、重离子两种治疗同时进行。

表 8-2　质子/重离子治疗代表国家分布

代表国家分布

国家	总分布数量	不同粒子类型治疗分布数量		
		质子	质子重离子	重离子
美国	27	27	0	0
日本	17	12	1	4
德国	6	4	2	0
中国	1	0	1	0

　　开展质子/重离子治疗的代表国家有美国、日本、德国和中国，从表中可以看到，所有国家都还是以质子治疗为主，日本已经有 4 家重离子治疗机构，德国有 2 家质子和重离子治疗机构。(见表 8-2)

表 8-3 我国质子/重离子治疗机构地区分布

<table>
<tr><td rowspan="2">地区</td><td colspan="3">质子</td><td colspan="3">质子重离子</td><td colspan="3">重离子</td></tr>
<tr><td>在建</td><td>拟建</td><td>运营</td><td>在建</td><td>拟建</td><td>运营</td><td>在建</td><td>拟建</td><td>运营</td></tr>
<tr><td>长三角</td><td>1</td><td>11</td><td>0</td><td>1</td><td>3</td><td>1</td><td>0</td><td>0</td><td>0</td></tr>
<tr><td>京津冀</td><td>3</td><td>3</td><td>0</td><td>2</td><td>0</td><td>0</td><td>0</td><td>1</td><td>0</td></tr>
<tr><td>珠三角</td><td>5</td><td>1</td><td>0</td><td>1</td><td>1</td><td>0</td><td>0</td><td>1</td><td>0</td></tr>
<tr><td>海南</td><td>1</td><td>0</td><td>0</td><td>0</td><td>0</td><td>0</td><td>0</td><td>0</td><td>0</td></tr>
<tr><td>山东</td><td>2</td><td>2</td><td>0</td><td>0</td><td>0</td><td>0</td><td>0</td><td>0</td><td>0</td></tr>
<tr><td>西部</td><td>1</td><td>4</td><td>0</td><td>4</td><td>1</td><td>0</td><td>2</td><td>2</td><td>0</td></tr>
<tr><td>中部</td><td>1</td><td>5</td><td>0</td><td>1</td><td>1</td><td>0</td><td>0</td><td>1</td><td>0</td></tr>
<tr><td>其他</td><td>1</td><td>7</td><td>0</td><td>0</td><td>0</td><td>0</td><td>0</td><td>2</td><td>0</td></tr>
<tr><td>总计</td><td>15</td><td>33</td><td>0</td><td>8</td><td>7</td><td>1</td><td>0</td><td>7</td><td>0</td></tr>
</table>

　　尽管目前我国在运营中的只有 1 家质子/重离子治疗机构，但是已有 73 个在建或者拟建设中，其中在建项目 26 个，拟建项目 47 个。在建项目中，质子治疗机构有 15 个，质子重离子治疗机构有 9 个，重离子治疗机构有 2 个。因此，我们认为，如果要发展质子放射治疗系统，应该同时建设发展质子/重离子治疗（见表 8-2）。

　　然而目前面临着很大挑战：政策上，国家对质子/重离子治疗系统有严格的配置政策；人才上，有经验的医生、国际顶尖物理师和放射治疗师基本上靠高薪外聘；科研上，质子/重离子治疗技术在全球范围内尚未形成临床规范，临床大数据缺乏；对国外技术和设备依赖程度高，国产化不足；成本高昂，没有摸索出很好的资金—成本解决方案。

　　但上述挑战同时也是江北新区发展质子/重离子医疗的优势：依托国内顶尖大学的重点学科——南京大学医学院、物理学院、商学院；联合国内高水平的医院——南京鼓楼医院、江苏省人民医院；与国内一流的肿瘤团队合作——鼓楼医院肿瘤中心，具备精准放疗治疗肿瘤的经验；同时江北新区具备肿瘤及配套产业集群化发展基础，有潜力实现大型装备国产化；坐拥广阔的华东腹地，市场前景广阔；更重要的是，有国家自贸区政策的大力支持。

　　因此，通过对江北新区建设质子/重离子治疗项目的全面分析，我们认为可以走一条独特的"江北模式"，打造体系完整、高水平的质子/重离子科研、教学、治疗、生产和市场化产业链（见图 8-2）：

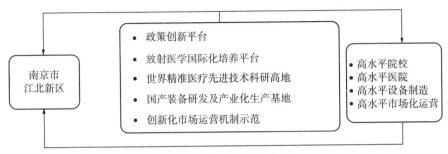

图 8-2　江北新区产业链

具体来说，按照质子/重离子项目生命周期，打造可持续产业链闭环（如图 8-3）：

在政策上，可以借鉴"博鳌模式"，通过自贸区的制度创新，或者借鉴"合肥模式"，依托科研项目引进。在人才培养上，建成放射医学国际化人才培养和培训中心、临床教学基地；加强与上海质子/重离子医院合作，组织开展人才培养；与日立等设备供应商合作，成立质子/重离子设备维护和运行的高级技工专业。用科研支撑长期发展，利用已有"紫金山国际健康大会"平台，专门打造国际化放射医疗创新产业峰会，搭建质子/重离子国际学术交流平台，建立有世界影响力的质子/重离子治疗科研高地，构建大数据全景画像，引领精准医疗发展。在商业模式上，实现可持续的运营管理模式，同时发展质子和重离子

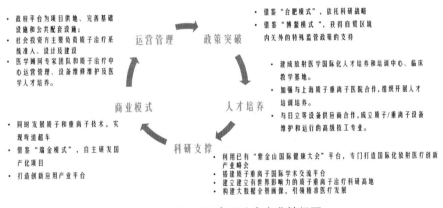

图 8-3　质子/重离子治疗产业链闭环

技术,实现"弯道超车";借鉴"瑞金模式",自主研发国产化项目;打造创新应用产业平台。在运营模式上,政府平台为项目供地、完善基础设施和公共配套设施;社会投资方主要负责质子治疗系统准入、设计及建设;医学顾问专家团队和质子治疗中心负责运营管理、设备维修维护及医学人才培养。

8.5 创新"临床急需用药"路径

为了让患者尽早受益于国外的创新药物与创新治疗方式,借鉴迪拜医疗城与"博鳌模式",南京江北新区可以进行"临床急需用药"路径探索。我们首先分析两个案例,然后对如何建立"江北模式"进行思考和建议。

迪拜医疗城

迪拜医疗城是全球第一个医疗保健自由区,第一个以自由经济区形式建立的医疗城,享有高度自由、开放的制度环境,包括免于缴纳货物进出口关税、各类所得税、资金汇入汇出高度自由、外资医疗机构和企业设立自由,以及政府行政管理高度简化等,这些政策制度极大提升了迪拜医疗城的投资环境,使得迪拜医疗城能在短期内取得极大成功。

2002年,阿联酋副总统兼总理、迪拜酋长穆罕默德·本·拉希德·阿勒马克图姆启动迪拜医疗城(Dubai Healthcare Care City,DHCC)项目。2003年发布第9号决议,明确要通过吸引国内外优质医疗资源,将迪拜建设成为世界医疗和健康中心。2008年医疗城建设进程受到全球金融危机短暂影响。2011年迪拜酋长发布第9号法令,创建迪拜医疗城管理局(Dubai Health-care City Authority,DHCA)。DHCA负责管理和监管迪拜医疗城,统筹规划和管理区域内所有事务,以简化行政程序,提升行政效率。

迪拜医疗城(DHCC)分两期建设,一期为医疗保健和医学教育区,占地410万平方英里(约571亩),二期为健康疗养区,占地1900万平方英尺(约2647亩)。目前医疗城已基本建成和运营,仅少部分地块在施工中。迪拜医疗城愿景是成为国际公认的优质医疗服务首选地、临床健康服务、医学教育和研究的综合中心。目前迪拜医疗城吸引了美国重要医疗机构和医学院前来合作,已有超过90家门诊和诊断实验室、超过1700名具有医疗资格的专业人才,能提供住院医院、门诊等各项医疗服务,同时医疗城配套设施完备,周边酒店、商场、交通等设施配备齐全。到2020年,迪拜将拥有约34家制药和医疗设备厂,阿联酋私营制药业产值已达到59亿迪拉姆,到2025年将达到250亿迪拉姆。

博鳌乐城国际医疗先行区

2018年4月11日,《中共中央国务院关于支持海南全面深化改革开放的指导意见》发布,其中明确指出:"全面落实完善博鳌乐城国际医疗旅游先行区政策,鼓励医疗新技术、新装备、新药品的研发应用,制定支持境外患者到先行区诊疗的便利化政策"。国家层面对于海南自贸试验区和先行区建设的战略定位,为2018年先行区各项政策措施的出台和加快落实奠定了重要基础。

在国家支持和海南各级地方政府推进下,2018年先行区的建设取得了如下成效:先行区医疗机构实现营业收入3.65亿元,同比增长227%;先行区正式受理投资项目71个,通过医疗技术评估38个,开工建设16个,完成投资67.59亿元。已有博鳌超级医院、一龄生命养护中心等9家医疗机构开业或试运营。2018年先行区的就诊人数达3.2万人,同比增长69.1%;园区医疗机构就业人员已达1778人。

尽管有国家层面政策上的大力支持,但是博鳌乐城国际医疗旅游先行区到目前没有获得理想中的市场规模,与迪拜医疗城等相比,顾客偏少,高水平医疗专家团队不足;医疗成本还是较高,例如与新加坡和香港相比,乐城先行区的医疗器械进口的关税和增值税仍然明显偏高(16%左右的增值税及2%~7.5%的进口关税);根据政策规定,对于进口创新药,采用"少量急需"原则,而"少量急需"意味着乐城先行区的市场主体很难以具有国际竞争力的价格获得进口要求,因而挫伤了其开展相关业务和服务的积极性。因此,博鳌乐城国际医疗旅游先行区需要继续深化现有的制度创新,尤其是在进口税收政策、进口药品的监管制度、法律法规体系方面进一步完善,形成产业规模效应和集聚效应。

借鉴迪拜医疗城和"博鳌模式",结合江北新区的优势以及当前医疗、医药行业的供给侧和需求侧特点,我们建议,江北新区须建立以临床试验能力为核心的研究型未来医院;同时通过制度创新等吸引高水平的专家团队来设计整体治疗方案,而不仅仅是将创新药或者创新设备引进来即可;在此基础上,建设完整的进口新药产业链,打通企业、海关、仓储、物流、审批等各个环节。以此建设"临床急需用药"引入的"江北模式"。(见图8-4)

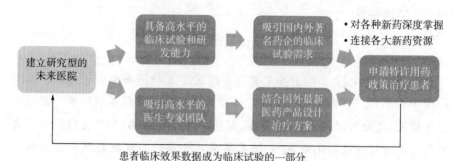

图8-4 "临床急需用药"的"江北模式"参考示意图

"临床急需用药"的"江北模式"的设计要点如下:

① 临床试验能力建设是核心;从人员激励、规章制度等多个方面,建设以临床实验能力为核心的研究型未来医院。

② 仅仅有药是不够的,必须要有高水平的专家团队来设计整体治疗方案;从制度创新方面吸引、培养和凝聚高水平的专家团队。

③ 必须打通创新药从国外药厂到患者的每一个环节,包括海关、审批、冷链物流、仓库等。(见图8-5)

④ 当前国家政策已经大大加快了国外新药在国内上市的时间,提高本模式竞争力的关键点是缩短时间。

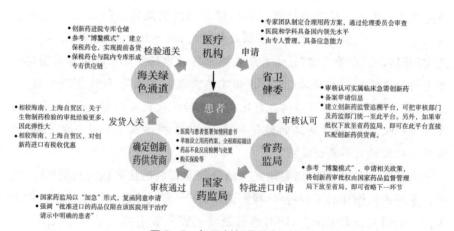

图8-5 打通创新药的各环节

附:医疗、医药、医保近年来
相关政策一览表

时间	名称	相关内容
医疗相关		
2012	《深化医药卫生体制改革2012年主要工作安排》	加快健全全民医保体系、巩固完善基本药物制度和基层医疗卫生机构运行新机制、积极推进公立医院改革,加快推进基层医疗卫生机构信息化建设,建立健全分级诊疗、双向转诊制度,积极推进基层首诊负责制试点;取消药品加成
2012	《"健康中国2020"战略研究报告》	依靠科技进步,适应医学模式的转变,实现重点前移、转化整合战略;继承创新中医药,发挥中医药等我国传统医学在保障国民健康中的作用;发展健康产业,满足多层次、多样化卫生服务需求
2014	"46312工程"	建设国家级、省级、地级市、县级4级卫生信息平台,依托于电子健康档案和电子病历,支撑公共卫生、医疗服务、医疗保障、药品管理、计划生育、综合管理等6项业务应用,构建电子监控档案数据库、电子病历数据库、全员人口个案数据库3个数据库,建立一个安全的卫生网络,加强卫生标准体系和安全体系建设
2015	《关于推进分级诊疗制度建设的指导意见》	明确各级各类医疗机构诊疗服务功能定位;整合推进区域医疗资源共享;加快全民健康保障信息化工程建设,建立区域性医疗卫生信息平台,实现电子健康档案和电子病历的连续记录以及不同级别、不同类别医疗机构之间的信息共享,确保转诊信息畅通
2015	《促进智慧城市健康发展的指导意见》	提出要推进智慧医院、远程医疗建设,普及电子健康档案和电子病历的应用。
2015	《关于积极推进"互联网+"行动的指导意见》	支持第三方机构构建医学影像、健康档案、检验报告、电子病历等医疗信息共享服务平台

续　表

时间	名称	相关内容
2015	《促进大数据发展行动纲要》	发展医疗健康服务大数据，构建综合健康服务应用
2015	首批 12 家智慧医院试点公布	分别为中日友好医院、北京大学第三医院、浙江大学附属第一医院、华中科技大学同济医学院附属同济医院、复旦大学附属中山医院、浙江省人民医院、温州医科大学附属第一医院、河北医科大学第二医院、内蒙古自治区人民医院、江西省儿童医院、哈尔滨市第一医院、深圳市南山区人民医院（简称"南山医院"）
2015	《智慧医院综合评价指标（2015 版）》	对智慧医院的应用及影响因素进行分析，建立了基础设施、智慧患者、智慧医疗、智慧护理、智慧医技、智慧管理、智慧后勤、智慧保障、智慧科研、智慧教学等指标体系，引导医院的智慧化建设。
2016	《关于促进和规范健康医疗大数据应用发展的指导意见》	拓实健康医疗大数据应用基础、全面深化健康医疗大数据应用
2016/2017	健康医疗大数据应用及产业园建设试点工程	确定了福建省、江苏省及福州、厦门、南京、常州为第一批试点省市；山东、安徽、贵州为第二批试点省份
2017	《"十三五"全国人口健康信息化发展规划》	实现国家人口健康信息平台和 32 个省级平台互联互通，初步实现基本医保全国联网和新农合跨省异地就医即时结算，形成跨部门健康医疗大数据资源共用共享的良好格局。
2017	《医师执业注册管理办法》	允许医生多点执业
2018	《关于促进"互联网＋医疗健康"发展的意见》	鼓励医疗机构应用互联网等信息技术拓展医疗服务空间和内容，构建覆盖诊前、诊中、诊后的线上线下一体化医疗服务模式。依托全民健康信息平台，加强基于互联网的短缺药品多源信息采集和供应业务协同应用，提升基本药物目录、鼓励仿制药品目录的遴选等能力。
2018	《全国医院信息化建设标准与规范（试行）》	从"业务应用、信息平台、基础设施、安全防护、新兴技术"等板块，对不同类型的医院提出了细致的信息化指标体系说明
2019	《关于印发医院智慧服务分级评估标准体系（试行）的通知》	明确医院智慧服务分级评估项目，指导医疗机构科学、规范地开展智慧医院建设

续　表

时间	名称	相关内容
2019	2019 年十九大政策新农合缴费	增加三大福利:异地互联报销;四种情况不予报销:非正常转诊到上级医院;非因疾病产生的费用;非因自身原因产生的费用;违法行为导致自身受伤。五类人可以免费看病:建档立卡贫困户;低保户,五保户;年满 80 周岁的老人;重度残疾人员;特殊的计划生育家庭
2019	国务院发布"国务院关于落实《政府工作报告》重点工作部门分工的意见"	1. 深化公立医院综合改革,促进社会办医 2. 发展"互联网＋医疗健康",加快建立远程医疗服务体系 3. 加强基层医疗卫生机构能力建设和医护人员培养。提升分级诊疗和家庭医生签约服务质量。提高基层医疗水平的当务之急 4. 加强健康教育和健康管理 5. 坚持预防为主,将新增基本公共卫生服务财政补助经费全部用于村和社区 6. 改革完善医养结合政策,扩大长期护理保险制度试点 7. 加快发展社区托幼服务 8. 加强固体废物处置 9. 降低并统一大病保险起付线。抓紧落实和完善跨省异地就医直接结算政策。完善药品集中采购和使用机制。 10. 推进癌症预防筛查 11. 做好常见慢性病防治 12. 抓好青少年近视防治 13. 把高血压、糖尿病等门诊用药纳入医保报销 14. 支持中医药事业传承创新发展 15. 完善生育配套政策,加强妇幼保健服务 16. 药品疫苗攸关生命安全,必须强化全程监管,对违法者要严惩不贷,对失职渎职者要严肃查办
2019	医用耗材使用	医用耗材改革已经上升到国家层面,下半年将继续加大治理力度。5 月底通过的《关于治理高值医用耗材的改革方案》中提出,要理顺高值医用耗材价格体系、完善全流程监督管理,净化市场环境和医疗服务执业环境,推动形成高值医用耗材质量可靠、流通快捷、价格合理、使用规范的治理格局,促进行业健康有序发展。另外,重点任务提出要逐步统一全国医保高值医用耗材分类与编码,制定进一步规范医用耗材使用的政策文件。

时间	名称	相关内容
2019	新版出生医学证明启用	自 2019 年 1 月 1 日开始，国家卫健委统一制发的出生医学证明(第六版)已启用。新版出生医学证明将出生医学证明(第五版)封底"中华人民共和国国家卫生和计划生育委员会监制"字样更改为"中华人民共和国国家卫生健康委员会监制"。
2019	社会办医审批进一步简化	国家发改委等九个部门联合发布了《关于优化社会办医疗机构跨部门审批工作的通知》，明确取消了部分医疗机构设置审批作为前置条件。部分医疗机构也承诺"按标准建立"后，行政审批会进一步简化，或者能实现办事"零跑路"。
医药相关		
2012	《深化医药卫生体制改革 2012 年主要工作安排》	加快健全全民医保体系、巩固完善基本药物制度和基层医疗卫生机构运行新机制、积极推进公立医院改革，加快推进基层医疗卫生机构信息化建设，建立健全分级诊疗、双向转诊制度，积极推进基层首诊负责制试点；取消药品加成
2012	《"健康中国 2020"战略研究报告》	依靠科技进步，适应医学模式的转变，实现重点前移、转化整合战略；继承创新中医药，发挥中医药等我国传统医学在保障国民健康中的作用；发展健康产业，满足多层次、多样化卫生服务需求
2012	《抗菌药物临床应用管理办法》	抗菌药采取分级管理制度，对抗细菌药和抗真菌药的使用从适应症、数量、科室和审批流程上全面收紧
2016	《关于开展仿制药质量和疗效一致性评价的意见》	标志中国仿制药质量和疗效一致性评价工作全面展开
2016	《关于落实国务院办公厅关于开展仿制药质量和疗效一致性评价的意见的有关事项》	公布了第一批需要进行一致性评价的共 289 个品种的待评价目录
2016	《"健康中国 2030"规划纲要》	加强健康医疗大数据应用体系建设，推进基于区域人口健康信息平台的健康医疗大数据开放共享

时间	名称	相关内容
2016	《关于在公立医疗机构药品采购中推行"两票制"的实施意见》	明确"两票制"的界定、实施范围、落实
2017	《关于支持社会力量提供多层次多样化医疗服务的意见》	鼓励社会办医；推进医药新技术新产品应用。推动企业提高创新、研发能力，实现药品医疗器械质量达到或接近国际先进水平，更好地支持多层次多样化医疗服务发展。支持自主知识产权药品、医疗器械和其他相关健康产品的研制应用。推进药品医疗器械审评审批制度改革，加快临床急需的创新药物、医疗器械产品审评。对经确定为创新医疗器械的，按照创新医疗器械审批程序优先审查
2017	《中华人民共和国药品管理法修正案（草案征求意见稿）》	国家实行药品上市许可持有人制度（MAH），药品上市许可持有人对药品安全、有效和质量可控承担法律责任。——鼓励药物研发创新、保障药品供应、遏制低水平重复建设、促进生物医药产业发展。药品研发机构、科研人员以及药品生产企业的研发热情被进一步调动，而诸多CMO/CDMO企业则看到了作为受托方所面临的巨大商业机会
2018	《关于促进"互联网＋医疗健康"发展的意见》	鼓励医疗机构应用互联网等信息技术拓展医疗服务空间和内容，构建覆盖诊前、诊中、诊后的线上线下一体化医疗服务模式。依托全民健康信息平台，加强基于互联网的短缺药品多源信息采集和供应业务协同应用，提升基本药物目录、鼓励仿制药品目录的遴选等能力。
2018	《关于深化审评审批制度改革鼓励药品医疗器械创新的意见》《关于改革药品医疗器械审评审批制度的意见》	鼓励药物研发创新，提高药品质量、保障人民用药安全、有效、可及
2018	《接受药品境外临床实验数据的技术指导原则》	对接受境外临床试验数据的适用范围、基本原则、完整性要求、数据提交的技术要求以及接受程度均给予明确。
2019	《药品管理法》	主要修订的内容包括结构变化，鼓励创新，上市许可持有人制度，明确监管事权，假劣药定义及法律责任等

时间	名称	相关内容
2019	国家卫健委将对医院处方全面点评考核	2019 年 6 月底前，国家卫健委制定《医疗机构药物合理使用考核管理办法》。全面落实处方的点评制度，利用信息化的手段，对处方实施动态监测以及超常预警，及时干预不合理的用药。
2019	"4＋7"药品集采	2019 年 1 月 17 日，国家发布药品集采试点方案，指出，为深化医药卫生体制改革，完善药品价格形成机制，对国家组织药品集中采购和使用试点工作作出部署，选择北京、天津等 11 个城市开展试点工作。具体措施：带量采购，以量换价；招采合一，保证使用；确保质量，保障供应；保证回款，降低交易成本。 同日，卫健委发布《关于做好国家组织药品集中采购中选药品临床配备使用工作的通知》。决定在北京、天津、上海、重庆和沈阳、大连、厦门、广州、深圳、成都、西安 11 个城市开展国家组织药品集中采购和使用试点，阿托伐他汀钙片等药品中选。 2 月 26 日，上海"4＋7"落地细则公布，于 3 月下旬起执行。 3 月 5 日，国家医保局下发《关于国家组织药品集中采购和使用试点医保配套措施的意见》。其中不仅明确医保支付标准调整方向，且试点地区公立医院的集采动作也将接受地区医保局的考核。 4 月 3 日，国务院常务会议召开，强调要认真总结国家药品集采试点经验，及时全面推开。
2019	仿制药目录	2 月 19 日，上海市医疗保障局、上海市卫生健康委员会和上海市药品监督管理局联合发布《关于本市做好国家组织药品集中采购和使用试点有关工作的通知》，要求在总结本市药品带量采购试点工作的基础上，充分体现"三医联动"，做好国家组织药品集中采购和使用试点的有关工作。
2019	国务院取消国产药品注册省级初审	国务院发布《关于取消和下放一批行政许可事项的决定》，取消 25 项行政许可事项，下放 6 项行政许可事项的管理层级。取消的 25 项行政许可可包括：国产药品注册初审、假肢和矫形器（辅助器具）生产装配企业资格认定等。取消国产药品注册初审，即今后国产药品在进行注册申报时，无须再走省级药监部门的初审环节，由国家药监局直接受理国产药品的注册申请。

续 表

时间	名称	相关内容
2019	国家重点监控合理用药药品目录	要求对纳入目录中的全部药品开展处方审核和处方点评,加强处方点评结果的公示、反馈及利用。对用药不合理问题突出的品种,采取排名通报、限期整改、清除出本机构药品供应目录等措施,保证合理用药。将纳入目录的药品临床使用情况作为医疗机构及其主要负责人的考核内容,与医疗机构校验、评审评价、绩效考核相结合,考核结果及时公示。
医保相关		
2015	《关于引发控制公立医院医疗费用不合理增长的若干意见的通知》	推进医保支付方式改革:逐步减少按项目付费,建立以按病种付费为主,按人头、按服务单元等复合型付费方式,鼓励推行DRGs付费方式
2015	《关于开展商业健康保险个人所得税政策试点工作的通知》	发展商业健康保险,与基本医保衔接互补,可以减轻群众医疗负担、提高医疗保障水平,有利于促进现代服务业发展和扩内需、调结构。
2016	《关于印发全国新型农村合作医疗异地就医联网结报实施方案的通知》	通过完善异地就医补偿管理政策、信息系统功能和服务网络,建立起有效的异地就医运行管理机制,逐步实现全国新农合跨省就医联网结报。充分发挥市场机制,对社会力量参与基本医保经办服务予以鼓励(金融保险等第三方机构参与国家和省级结算中心建设;各地委托商业保险等机构经办异地就医结报管理服务工作)
2016	《关于整合城乡居民基本医疗保险制度的意见》	就整合城镇居民基本医疗保险和新型农村合作医疗两项制度,建立统一的城乡居民基本医疗保险制度提出明确要求
2016	《关于开展全国新农合基金监管专项督查工作的通知》	通报典型违规案例,开展督查,保障基金安全
2017	《关于做好2017年新型农村合作医疗工作的通知》	提高筹资标准、提升保障绩效、完善大病保险政策、深化支付方式改革、加快异地就医联网结报、推进制度整合、保障基金安全
2017	《关于加强基本医疗保险基金预算管理发挥医疗保险基金控费作用的意见》	对于医保基金的使用,明确将建立医疗结构"结余留用、合理超支分担的约束机制",控制医疗费用的不合理增长,并稳步提高城乡居民医保个人缴费占总体筹资的比重。

时间	名称	相关内容
2019	《深化医药卫生体制改革2019年重点工作任务》发布	6月4日，我国发布《深化医药卫生体制改革2019年重点工作任务》，从文件制定、重点工作落实两方面对2019年医药卫生体制改革的重点任务进行指导。其中对医药行业影响较大的政策总结为以下几点：(1)深化药品集采，同时规范耗材的使用，为耗材集采做前期铺垫；(2)在医保方面，与支付及职工个人账户相关文件年内或有新进展。(3)鼓励药品集采，并总结经验及时全面推开，并要求落实医院使用与回款等问题；(4)制定耗材标识规范，明确指出要重点治理高值耗材；(5)推进公立医院薪酬改革，并严格用药制度。
2019	按疾病诊断相关分组(DRGs)付费试点	5月21日，根据前期各省(区、市)申报参加DRG付费国家试点的情况，我国确定了30个城市作为DRG付费国家试点城市。
2019	《关于做好2019年城乡居民基本医疗保障工作的通知》	实行个人(家庭)账户的，应于2020年底前取消，向门诊统筹平稳过渡。要求取消的是城乡居民医保的个人(家庭)账户，即城镇居民医保和新农合两项制度合并之前新农合设置的个人(家庭)账户，并不是城镇职工医保个人账户。
2019	《2019年国家医保药品目录调整工作方案》	2019年6月，公布拟谈判药品名单；6～7月进入谈判阶段，组织企业按规定的格式和时限提供谈判材料；8月发布谈判准入目录。4月17日，国家医保局发布《2019年国家医保药品目录调整工作方案》。将在确保基金可承受的前提下，适当调整目录范围，努力实现药品结构更加优化、管理更加规范、进一步提高医保基金使用效益、提升医保药品保障水平的目标，有效缓解参保人员用药难、用药贵的问题。
2019	《关于做好2018年城乡居民基本医疗保险工作的通知》	国家医保局对城乡居民医保年度重点工作进行了统一部署。要求，2019年全国范围内统一的城乡居民医保制度全面启动实施，未出台整合方案及尚未启动运行的地区要抓紧推进，巩固及完善异地就医住院费用直接结算，统筹基本医保与大病保险，逐步扩大按病种付费的病种数量。
2019	《国家医疗保障局等九部门关于国家组织药品集中采购和使用试点扩大区域范围实施意见》	按照国家组织、联盟采购、平台操作的总体思路，由国家拟定基本政策、范围和要求，组织试点城市之外相关地区以省为单位形成联盟，委托联合采购办公室，开展跨区域联盟集中带量采购。同时，在总结评估国家组织药品集中采购和使用试点经验的基础上，进一步完善药品带量采购和使用政策，促进医药市场有序竞争和健康发展。

时间	名称	相关内容
2019	《关于印发疾病诊断相关分组(DRG)付费国家试点技术规范和分组方案的通知》	1. 坚持统分结合,逐步形成有中国特色的 DRG 付费体系 2. 贯彻落实标准,做好基础数据质量控制 3. 组建专家队伍,提供技术支撑
2019	《关于做好当前药品价格管理工作的意见》	1. 衔接完善现行药品价格政策 2. 建立健全药品价格常态化监管机制 3. 做好短缺药品保供稳价相关的价格招采工作
2019	关于以药品集中采购和使用为突破口进一步深化医药卫生体制改革的若干政策措施	以药品集中采购和使用为突破口,总结改革经验,促进医疗、医保、医药联动,放大改革效应,更好推动解决群众看病就医问题。
2020	《关于外籍新冠肺炎患者医疗费用支付有关问题的通知》	1. 外籍新冠肺炎确诊和疑似患者未参加我国基本医保的,医疗机构应当先救治后收费,确保应收尽收;医疗费用由患者个人负担。参加商业健康保险的,由商业保险公司按合同及时支付。 2. 外籍新冠肺炎确诊和疑似患者参加我国基本医保的,基本医保、大病保险应按规定支付,其余费用由患者个人负担。 3. 参加我国基本医保的外籍人员,留院观察期间发生的医疗费用,基本医保按规定支付。未参加我国基本医保的,由个人负担。 4. 外籍人员集中隔离产生的费用,原则上由个人负担。
2020	《医疗保障疾病诊断相关分组(CHS-DRG)细分组方案(1.0版)》	各试点城市要参考 CHS-DRG 细分组的分组结果、合并症并发症/严重合并症并发表、分组规则、命名格式等,制定本地的 DRG 细分组。根据实际情况,试点城市也可直接使用 CHS-DRG 细分组开展本地的 DRG 付费国家试点工作。
2020	《关于进一步巩固成果提高医疗机构新冠肺炎防控和救治能力的通知》	1. 完善门急诊预检分诊管理 2. 加强发热门诊设置管理 3. 做好分时段预约诊疗和互联网诊疗咨询 4. 提高医疗机构实验室检测能力

图表清单

图书在版编目(CIP)数据

面向未来的医疗：创新技术与服务 / 张文红，傅瑞，
陈斯蕾著. —南京：南京大学出版社，2020.10
(南京大学管理学院学术文库 / 王跃堂主编)
ISBN 978 - 7 - 305 - 23861 - 1

Ⅰ. ①面… Ⅱ. ①张… ②傅… ③陈… Ⅲ. ①医疗保
健制度-体制改革-研究-中国 Ⅳ. ①R199.2

中国版本图书馆 CIP 数据核字(2020)第 209059 号

出版发行 南京大学出版社
社　　址 南京市汉口路 22 号　　　　邮　编 210093
出 版 人 金鑫荣

丛 书 名 南京大学管理学院学术文库
书　　名 面向未来的医疗：创新技术与服务
著　　者 张文红 傅 瑞 陈斯蕾
责任编辑 潘琳宁

照　　排 南京紫藤制版印务中心
印　　刷 南京爱德印刷有限公司
开　　本 718×1000 1/16 印张 14.25 字数 216 千
版　　次 2020 年 10 月第 1 版 2020 年 10 月第 1 次印刷
ISBN 978 - 7 - 305 - 23861 - 1
定　　价 80.00 元(精装)

网址：http://www.njupco.com
官方微博：http://weibo.com/njupco
官方微信号：njupress
销售咨询热线：(025) 83594756